코로나 19 및 각종 난치병
혈액형별맞춤면역요법

코로나19 및 각종 난치병
혈액형별맞춤면역요법

초판인쇄 2020년 11월 20일
초판발행 2020년 11월 25일

지은이 박기수
펴낸이 이재욱
펴낸곳 (주)새로운사람들
디자인 김선주
마케팅·관리 김종림

ⓒ박기수, 2020

등록일 1994년 10월 27일
등록번호 제2-1825호
주소 서울 도봉구 덕릉로 54가길 25(창동 557-85, 우 01473)
전화 02)2237-3301, 팩스 02)2237-3389
이메일 ssbooks@chol.com

ISBN 978-89-8120-597-3(03510)

코로나19 및 각종 난치병

혈액형별맞춤면역요법

한의학박사 **박기수** 지음

새로운사람들

|머리글|

코로나19 및 각종 난치병 혈액형별맞춤면역요법

　이 책에서 언급하는 혈액형은 ABO식 혈액형이다. 이하의 글은 본문에 나오는 내용인데, 강조하는 의미에서 머리글로 되풀이한다.

　살다보면 주인 노릇을 해야 하는 경우가 많다. 내 몸에 깃든 질병을 병원에서 고쳐주지 못하는 경우, 내가 내 몸의 주인이 되어 스스로 고쳐야 한다. 내 몸이 없으면 나는 귀신일 뿐이고 인생도 없다. 내가 내 몸의 주인공이 되어야 내 인생도 제대로 있다.
　이 책에는 두어 시간 공부하면 누구나 집 밖을 나가지 않고도 '의학의 도(道)'가 터질 수 있는 원리와 정보가 정리되어 있다.
　살다보면 누구나 남이 고쳐주지 못하는 각종 질병을 만난다. 남이 고쳐주지 못하는 내 몸의 질병은 나 자신이 공부하고 노력하여 스스로 고치면 된다. 이 책이 만병통치의 비결은 아니다. 하지만 이 책에 귀의하면, 남이 고쳐주지 못하는 각종 질병의 치유와 개선(증상완화), 그 반타작은 할 수 있다.

이 책의 특징은 무엇인가?

첫째, 면역력 강화를 위해 이 책은 (국민 누구나 쉽게 실천할 수 있고 큰 돈이 들지 않게) 약차 처방과 식이요법 중심의 입체적인 섭생처방(양생처방=생활처방)을 혈액형별로 구체화하여 밝혔다. 그리고 (한의학 전문가를 위해) 면역력 강화를 위한 혈액형별맞춤침법, 즉 혈액형운기체질침법(血液型運氣體質鍼法)도 명확하게 밝혔다.

둘째, 세상 모든 의학(서양의학, 한의학, 자연의학, 대체의학, 통합의학, 민간요법 등)이 하루라도 빨리 수용할수록 좋은 보물이 두 가지 있다. 보편적 원리(모든 생명의 물질대사와 생명현상을 주재하는 음양조화의 원리) 하나와 보편적 기준[생명나눔(수혈요법)의 생명안전성을 보장하는 혈액형] 하나다.

셋째, 모든 학문의 모든 문제는 패러다임의 문제다. 이 책은 세상 모든 의학(서양의학, 한의학, 자연의학, 대체의학, 통합의학, 민간요법 등)이 진짜 과학이 될 수 있는 패러다임을 밝혔다. 그리고 의학의 득도를 위한 패러다임도 밝혔다. 의학을 구원할 수 있는 패러다임도 밝혔다. 모두 다 똑같은 패러다임이다. (세상만사 궁극에서는 다 상통한다.)

기본(基本)이 핵심(核心)이고 중심(中心)이며 본질(本質)이다.

세상만사, 기본으로 돌아가면 합리적(과학적) 해결책이 나온다. 코로나19 바이러스 질환에 대한 면역요법도 마찬가지다. 모든 생명을 주재하는 기본원리인 음양조화원리에 귀의하고, 생명나눔(수혈요법)의 생명안전성을 보장하는 보편적 기준인 혈액형에 귀의하면 합리적이고 과학적인 면역요법을 도출할 수 있다.

면역력이란 자연치유력이자 생명력

면역력(免疫力)이란 무엇인가? 다름 아니라 자연치유력(自然治癒力)이고 생명력(生命力)이다. 그래서 이 책은 '면역력(자연치유력, 생명력)'이라고 표현한다.

면역력은 자연치유력이고 생명력이기 때문에, 면역력을 강화하면 인체 스스로 만병을 치유하고 개선(증상 완화)한다. 감기몸살부터 암(癌)까지 인체에 깃드는 거의 모든 질병의 치유는, 사실 면역력(자연치유력, 생명력)의 공(功)이다. 의학의 진가는 면역력(자연치유력, 생명력)을 어떻게 활용하는가에 달려 있다. 의학 제 혼자서 오만가지 질병에 다 대처하기에는 도저히 역부족이다.

면역력 약화의 핵심과 면역력 강화의 핵심은 무엇인가?

내가 섭취한 음식과 약(양약, 한약, 민간요법 약 모두)이, 내 혈액형과 음양조화를 이루지 못하면, 영양효과와 약효가 제대로 나타나지 않는다. 게다가 소화흡수배출장애, 염증 생성, 면역력 약화 등 다양한 부작용이 나타난다. 자연식품, 유기농식품, 천연약재라도 혈액형과 음양조화가 되지 않으면 모두 부작용이 생긴다.

혈액형과의 음양조화가 핵심이다.

내가 섭취한 음식과 약(양약, 한약, 민간요법 약 모두)이, 내 혈액형과 음양조화를 이루면, 영양효과와 약효를 제대로 볼 수 있다. 게다가 면역력은 강화되고 부작용이 없다. 자연식품, 유기농식품, 천연약재가 혈액형과 음양조화를 이루면 더 좋은 효과가 나타난다.

혈액형과 음양조화가 핵심이다.

왜 혈액형별맞춤요법인가?

혈액형은 서양의학에서 수혈요법(輸血療法)의 생명안전성을 위한 객관적 기준으로 작동한다. 왜냐하면 혈액형에는 생명을 주재하는 음양조화원리를 구현할 수 있는 음양정보(陰陽情報)가 내재하기 때문이다.

혈액형은 각종 치료법, 다시 말해 투약요법(投藥療法), 침구요법(鍼灸療法), 식이요법(食餌療法), 면역요법(免疫療法) 등의 생명안전성을 위한 객관적 기준으로도 작동될 수 있다. 왜냐하면 혈액형에는 생명을 주재하는 음양조화원리를 구현할 수 있는 음양정보(陰陽情報)가 내재하기 때문이다.

이 책의 효능은 무엇인가?

다른 방법으로 안 되는 경우에, 이 책의 처방을 철저하게 실천하면, 우리의 몸은 기특한 보답을 해준다. 우리의 몸이 해주는 기특한 보답은 무엇인가? 코로나19 바이러스 질환과 각종 난치병의 자연치유 또는 개선(증상 완화)이다. 완전한 치유는 못 되더라도 개선(증상 완화)의 효과만 봐도 감격해야 할 난치병이 많다.

한편 이 책의 처방을 성실하게 실천했는데도 불구하고 안타깝게도 개선(증상 완화)의 효과조차 볼 수 없는 경우도 있을 수 있다. (나의 처방 능력 부족 탓이거나 때를 놓친 탓이다.)

이 책의 단점은 무엇인가?

이 책의 단점에도 불구하고, 나는 월드컵이나 올림픽처럼 '면역요법 세계대회'가 열린다면 우승을 할 자신이 있기에 이 책을 낸다.

나는 이 책의 처방을 코로나19 바이러스 감염자들에게 일일이 검증해보지 않았다. 그럴 기회가 없기 때문이다. (국가정책상, 코로나19 바이러스 감염자는 종합병원의 격리병실에 입원하여 치료를 받아야 한다.) 그러므로 이 책의 효과는 독자들이 실천해서 효과를 보기 전까지는, 보편적인 사실이 아니라 나의 개인적인 주장에 불과하다. 이 책의 효과에 대한 검증은 독자들께서 스스로 해야 한다. 나는 20년 넘게 '동서의학융합과학'을 연구한 입장에서 안목과 양심에 따라 해결원리와 처방을 제시할 수 있을 뿐이다.

[나는 장담한다. 이 책의 처방을 실천하면 딱 실천하는 그만큼, 코로나19 바이러스 질환뿐만 아니라 각종 난치병에 대해서, 우리의 몸은 자연치유 내지 개선(증상 완화)의 보답을 분명히 한다는 것을!]

일당백(一當百)의 이론과 처방=OSMU(One Source Multi Use)의 이론과 처방

이 책의 내용 중 의학 이론과 처방의 근원은 『영혼이 있는 동서의학융합과학』이라는 책이다. 『영혼이 있는 동서의학융합과학』은 체질의학서(體質醫學書)다. 체질의학의 이론과 처방은 일당백(一當百)의 이론과 처방, 즉 OSMU(One Source Multi Use)의 이론과 처방이다.

나의 모든 의학 저서는, 제목만 다를 뿐, 그 내용은 『영혼이 있는 동서의학융합과학』의 자기복제서이고 자기표절서이다. 왜냐하면 『영혼이 있는 동서의학융합과학』을 바탕으로 삼아, 병명과 혈액형에 따라 분책(分冊)을 한, 나의 모든 의학 저서는 체질의학서이기 때문이다.

나의 모든 의학 저서의 이론과 처방은, 음양조화원리(한의학의 기본원리, 모든 생명을 주재하는 근본원리)를 혈액형(서양의학의 수혈요법의 생명안전성을 보장하는 절대기준)에 따라 객관적으로 구현하는 이론과 처방이다.

의학은 생명과 직통하기에 확실한 검증이 무엇보다 중요하다. 그런데 세상의 모든 의학 처방 중에서, 세상 모든 사람들에게 확실하게 검증한 의학처방이 있을까? 하나도 없다. 세상 모든 의학처방은 다 적당하게 검증한 처방일 따름이다. 그러므로 세상 모든 의학처방은 언제든지 부작용에 의한 '생명안전성'과 '과학성'이 문제점으로 불거질 수 있다.

그런데 의학을 연구하다 보면, 세상 모든 사람들에게 일일이 다 실험해보지 않고도, 의리(醫理, 각종 질병을 치유하고 개선할 수 있는 이치)를 터득할 수 있다. 마치 아인슈타인을 비롯한 과학자들이 물리(物理, 우주만물의 작동원리와 변화의 이치)를 연구하면서, 집 밖을 나가지 않고도, 그리고 저 하늘의 별나라에 일일이 가지 않고도, 천하 이치를 터득할 수 있는 것처럼!

대우주에 깃든 모든 생명체의 생멸과 변화는, 대우주의 기후(氣候), 즉 운기(運氣)에 의해 좌우된다. 대우주 기후(氣候), 즉 운기(運氣)와 대우주에 깃든 모든 생명체는 유기적으로 밀접한 관계가 있다.

지구에 깃든 모든 생명체의 생멸과 변화는, 지구의 기후(氣候), 즉 운기(運氣)에 의해 좌우된다. 당연히 지구의 기후(氣候), 즉 운기(運氣)와 지구에 깃들어 사는 모든 생명체는 유기적으로 밀접한 관계가 있다.

코로나19 바이러스와 인간을 비롯하여 지구에 깃들어 사는 모든 생명체는, 지구 기후의 생산물이다. 지구 기후와 지구에 깃들어 사는 모든 생명체는 유기적으로 밀접한 관계가 있다.

홍수와 가뭄, 이상고온과 이상저온 등 현대의 격심한 지구 기후변화를 보면 머지않아 코로나19 바이러스보다 더 센 바이러스도 수시로 출현할 수밖에 없다. 그리고 지금까지의 의학 패러다임과 처방, 그리고 병원 시스템으로는 도저히 감당할 수 없는 바이러스 전염병 사태가 언제든지 벌어질 수 있다.

현대의 격심한 지구 기후변화의 중요한 원인은 무엇일까?

인간이 저지른 지구 환경오염이, 현대의 격심한 지구 기후변화의 중요한 원인이다. 현대의 격심한 지구 기후변화는 우리 인간이 우주만물의 유기적 관계성을 무시한 채 당장 눈앞의 이익만 챙기려고 설친 탓이 크다.

2020년 8월 하순 현재 의학의 해결책(백신, 치료제)이 없는 가운데, 한국은 코로나19 바이러스 때문에 골머리를 앓고 있다. 최선의 해결책은 무엇인가? 가정에서 실천할 수 있는 과학적 면역력 강화 처방이다. 차선의 해결책은 무엇인가? 의학계의 백신과 치료제 개발이다.

코로나19 바이러스로 인해 적나라하게 드러난 21세기 최첨단 과학의 소산이라는 의학의 현실은 어떠한가? '암과의 화해와 공존'이 필요하고 '각종 난치병과의 화해와 공존'이 필요하듯이 '코로나19 바이러스와의 화해와 공존'도 필요한 현실이다.

우리 인간은 암세포 앞에 겸손해져야 하듯이 코로나19 바이러스 앞에도 겸손해져야 한다. 21세기 최첨단 과학의 소산이라는 의학을 뽐내는 이 시대에 코로나19 바이러스 같은 강적이 왜 출현했는가를 살펴야 하며, 격심한 지구 기후변화의 근본원인이 무엇인가를 통찰해야 한다.

인간의 지식과 지혜로 조절이 불가능한 지구 기후변화를 생각하면, 인간의 지식과 지혜일 따름인 의학의 한계는 자명하다. 의학의 힘으로 각종 질환을 모두 다 치유할 수는 없다. 개선(증상 완화)의 효과만 보아도 감사해야 할 경우가 많다.

이 책은 각종 질병의 '혈액형별맞춤치료법'연구의 기반(基盤, 플랫폼)으로 활용될 수 있다. 왜냐하면 '혈액형별맞춤치료법'이 필요한 기본이론을 충실히 밝혔기 때문이다.

코로나19 바이러스 질환을 비롯하여, 풀리지 않는 의학의 각종 화두를 해결하려면, 미국, 중국, 독일처럼 '혈액형별 발병률'을 자꾸 연구할 것이 아니라, 발상을 전환하여 이 책처럼 '혈액형별맞춤치료법'연구에 집중해야 한다.

두고 보시라. '혈액형별맞춤치료법'없이 과학적 의학은 불가능하다는 사실을 코로나19 바이러스가 증명한다.

기도(祈禱)란 나 자신을 비우는 것

나 자신을 예수만큼 비우면 예수가 깃들고
나 자신을 붓다만큼 비우면 붓다가 깃들고
나 자신을 공자만큼 비우면 공자가 깃들고
나 자신을 소크라테스만큼 비우면 소크라테스가 깃들고
나 자신을 사주팔자만큼 비우면 사주팔자가 깃들고
나 자신을 민들레 한 송이만큼 비우면 민들레 한 송이가 깃든다.
부디 나에게 민들레 한 송이가 깃들기를!

경북 상주 공성면 평천리 시골집에서
박기수

머리글 / 4

제1부 의학(醫學)의 득도(得道) / 17

1. 내가 왜 의학에 도(道)가 터지고, 내 몸을 지키는 명의(名醫)가 되어야 하는가? / 18

2. 의사(醫師)는 아무나 될 수 없지만, 의학(醫學)의 득도(得道)는 누구나 할 수 있다. / 22

3. 세상 모든 의학이 과학이 될 수 있는 방법 / 27

4. 생명장(生命場)의 속성, 기본원리, 기본정보를 모르고 의학을 한다? / 31

5. 의학을 먼저 구원해야 인간이 살 수 있다. / 35

6. 목숨을 걸고 하는 처방 / 38

7. 이 책의 효능, 단점, 장점, 특징, 처방원리, 패러다임, 핵심원리, 핵심어 / 40

8. 의학의 해결책이 없는 코로나19 바이러스 대처법 / 48

제2부 혈액형별맞춤면역력(생명력, 자연치유력) 강화 처방 / 51

1. 면역력을 강화하려면 식이요법 중심의 입체적 섭생처방을 실천해야 한다. / 52

2. 혈액형별맞춤면역요법 처방 원리 / 57

3. 혈액형별맞춤면역력(생명력, 자연치유력) 강화 섭생처방 / 59

   혈액형 A형의 면역력(생명력, 자연치유력) 강화 섭생처방 / 62

   혈액형 B형의 면역력(생명력, 자연치유력) 강화 섭생처방 / 70

   혈액형 AB형의 면역력(생명력, 자연치유력) 강화 섭생처방 / 78

   혈액형 O형의 면역력(생명력, 자연치유력) 강화 섭생처방 / 86

4. 한의학 전문가를 위한 혈액형별맞춤면역력(자연치유력, 생명력) 강화 침법(鍼法) / 94

제3부 혈액형별맞춤면역요법 의론(醫論) / 97

1. 인간과 바이러스, 그리고 패러다임을 전환해야 할 의학 / 98

2. 모든 생명의 생사(生死)를 좌우하는 관건 / 109

3. 각종 바이러스 질환의 원인과 해결책 / 115

4. 왜 면역력(免疫力 : 생명력, 자연치유력)인가? / 117

5. 면역력(생명력, 자연치유력)을 좌우하는 근본물질 / 120

6. 면역력(생명력, 자연치유력) 작동의 근본원리 / 124

7. 왜 혈액형별맞춤면역요법인가? / 126

8. 왜 음양조화원리인가? / 128

9. 왜 혈액형인가? / 131

10. 일반의학으로 안 되면 체질의학을 해야 한다. / 134

11. 왜 식이요법인가? / 146

12. 왜 음식 섭취량과 저녁 단식이 중요한가? / 148

제4부 서양의학의 과학화, 한의학의 과학화, 동서의학 융합과학을 위한 궁극적 방법 / 153

1. 의학의 화두인 생명안전성의 관건은 무엇인가? / 154

2. 몸이 반기는 처방을 내놓아야 생명안전성이 보장된다. / 155

3. 서양의학의 과학화, 한의학의 과학화, 동서의학융합과학을 위한 궁극적 방법은 같다. / 160

4. 의학이 과학이 되려면 반드시 구현해야 할 근본원리, 음양조화원리(오운육기론) / 163

5. 한의학을 공부하는 분들에게 / 171

■ 동서의학융합과학 아카데미 『숨길』 / 173

제1부 의학(醫學)의 득도(得道)

1. 내가 왜 의학에 도(道)가 터지고, 내 몸을 지키는 명의(名醫)가 되어야 하는가?

　이 책의 효능은 무엇인가? 코로나19 바이러스 질환과 각종 난치병의 자연치유와 개선(증상 완화)이다.
　이 책의 목표는 무엇인가? 의학(醫學)의 득도(得道)다.
　의학의 득도를 위해 이 책이 되풀이하여 강조하는 것이 3가지 있다. 첫째, 생명을 주재하는 기본원리(음양조화원리)다. 둘째, 생명나눔(수혈요법)의 생명안전성을 보장하는 기본 기준(혈액형)이다. 셋째, 첫째 원리(음양조화원리)를 둘째 기준(혈액형)에 따라 객관적으로 구현할 수 있는 의학이론과 처방이다. 이 책은 이 3가지 외에는 의학의 득도를 위해 잡다한 이론(理論)과 설(說)은 피한다.

　우리는 누구나 인생이라는 바다에서 몸을 배 삼고 영혼을 등대 삼아 항해하고 있다. 내 운명의 주인은 나 자신이다. 내 몸의 주인도 나 자신이다. 내 몸은 중요하다. 내 몸이 없으면 인생도 없기 때문이다. 내 몸이 없으면 나는 귀신일 뿐이다.
　내 몸과 직통하는 학문은 의학(醫學, Medicine)이다. 내 몸을 운전하여 인생을 건너자면, 의학에 대해 득도를 해야 한다. 『동의보감(東

醫寶鑑)』의 저자 허준 선생이 애독했던 한의학 고전 『의학입문(醫學入門)』은 일찍이 다음과 같이 일갈했다.

"세상의 모든 공부를 다 하고, (몸과 직통하는) 의학을 공부하지 않으면, 반드시 크게 후회할 날이 온다."

인간의 탐욕으로 인한 격심한 환경오염과 기후변화 그리고 각종 바이러스 출현과의 유기적 상관성(有機的 相關性)을 감안하면, 코로나19 바이러스보다 훨씬 강력한 바이러스가 앞으로 수시로 올 수밖에 없다. 그리고 코로나19 바이러스도 각종 감기나 독감 바이러스처럼 변이(變異)를 할 것이기 때문에 완전한 백신이나 치료제를 개발하기는 어렵다고 본다. 코로나19 바이러스 사태는 의학적 해결책(백신과 치료제)만 기대하다가는 극복하기 어렵다는 뜻이다.

과학적 의학을 자랑하는 21세기지만 의학의 해결책이 없는 질병이 많다. 코로나19 바이러스 감염자 숫자는 9개월만인 2020년 9월 중순 현재 전 세계 3,000만 명을 넘어섰다. 그리고 백신과 치료제 개발은 진행 중에 있지만, (각종 부작용과 코로나19 바이러스의 변이현상 때문에) 상용화(商用化) 시점이 요원하다.

왜 그런가? 의학이 넘치는 의학지식을 쌓았지만, '생명 존재의 절대조건'을 밝히지 못했기 때문이고 '의학을 과학적으로 할 수 있는 패러다임'을 모르기 때문이다.

'생명 존재의 절대조건'은 무엇인가?

첫째, 생명(生命, Life)의 장(場, Field), 즉 생명장(生命場, Life Field)의 속성이 전자기장(電磁氣場)이라는 것.
둘째, 생명을 주재하는(생명의 물질대사와 생명현상을 주재하는) 기본원리가 음양조화(陰陽調和) 원리(原理)라는 것.

생명을 고치는 의학이, 생명장의 속성도 모르고, 생명을 주재하는 기본원리도 모른다. 그러니까 당연히 생명을 주재하는 기본원리를 객관적으로 구현하는 면역력 강화법과 치료법도 모른다.

'의학을 과학적으로 할 수 있는 패러다임'은 무엇인가?

아래의 패러다임은 이 책의 곳곳에서 여러 가지 명목의 패러다임으로 되풀이된다. 서양의학과 한의학뿐 아니라 세상의 모든 의학을 과학화할 수 있는 패러다임이다.

첫째, 잡다한 의학지식은 다 버리고, 생명을 주재하는 보편적 기본원리(음양조화원리)에 귀의한다.
둘째, 생명을 주재하는 보편적 기본원리(음양조화원리)를 구현할 수 있는 객관적 기준[생명나눔(수혈요법)의 생명안전성을 보장하는 보편적 기준(혈액형)]에 귀의한다.
셋째, 생명을 주재하는 보편적 기본원리(음양조화원리)를, 보편적 기준(혈액형)에 따라 객관적으로 구현하는 각종 치료법, 즉 투약요법(投

藥療法), 식이요법(食餌療法), 침구요법(鍼灸療法) 등과 예방법(백신)을 도출한다.

현대의학이 과학이라는 말을 즐겨 사용하지만 의외로 허점이 많다. 현대의학의 실상과 한계를 다 알면, 각자도생(各自圖生)을 할 수밖에 없다. 각자도생을 하려면, 누구나 의학에 도(道)가 터져 스스로 자기 몸을 지키는 명의(名醫)가 되는 수밖에 없다.

'수처작주(隨處作主) 입처개진(立處皆眞)'

'삶의 처지에 따라 주인 노릇을 하면 그 인생이 진짜배기다.'하는 뜻이다. 살다보면 주인 노릇을 해야 하는 경우가 많다. 내 몸에 깃든 질병을 병원에서 고쳐주지 못하는 경우, 내가 내 몸의 주인이 되어 스스로 고쳐야 한다. 내 몸이 없으면 나는 귀신일 뿐이고 인생도 없다. 내가 내 몸의 주인이 되어야 내 인생도 제대로 있는 셈이다.

이 책에는 두어 시간 공부하면, 누구나 집 밖을 나가지 않고도 '의학의 도(道)'가 터질 수 있는 원리와 정보가 정리되어 있다.

살다보면 누구나 남이 고쳐주지 못하는 각종 질병을 만난다. 남이 고쳐주지 못하는 내 몸의 질병은, 나 자신이 공부하고 노력하여 스스로 고치면 된다. 이 책이 만병통치의 책은 아니다. 하지만 이 책에 귀의하면, 남이 고쳐주지 못하는 각종 질병의 치유와 개선(증상 완화), 그 반타작은 할 수 있다.

2. 의사(醫師)는 아무나 될 수 없지만, 의학(醫學)의 득도(得道)는 누구나 할 수 있다.

코로나19 바이러스 질환을 비롯한 각종 난치병에 대한 해결책은, 아무래도 의사나 의학자들이 '의학의 득도'를 해야 가능할 것 같다. '의학의 득도'와 상통하는 것이 있다. '의학을 진짜 과학적으로 하는 것'이다.

의사(醫師)는 아무나 될 수 없지만, 의학(醫學)의 득도(得道)는 누구나 할 수 있다. 의학을 학문으로 공부하면 평생 해도 끝이 없다. 의학의 득도는 의학의 기본에 귀의하여 두어 시간 공부하면 통한다.

도(道)란 무엇인가?

기본, 본질, 핵심이 바로 도이다. 인생사 한 분야의 득도는 누구나 가능하다. 의학을 통해서도 득도를 할 수 있다. 의학의 득도는 어떻게 가능한가? 넘치는, 잡다한 의학지식은 철저히 다 버리고 오로지 의학의 기본으로 돌아가면 의학의 득도를 할 수 있다.

의학의 득도를 위한 기본은 무엇인가?

두 가지다.

첫째, 모든 생명의 물질대사와 생명현상을 주재하는 기본원리=음양조화원리=한의학의 기본원리.

둘째, 음양조화원리를 구현할 수 있는 객관적 기준=혈액형=서양의학의 수혈요법(생명나눔)의 생명안전성을 보장하는 보편적 기준.

음양조화원리를 구현하려면 음양정보가 반드시 필요하다. 혈액형에는 음양정보가 내재되어 있다. 그래서 혈액형은 음양조화원리를 구현할 수 있는 객관적 기준이 될 수 있다. 혈액형이 수혈요법(생명나눔)의 생명안전성을 보장하는 보편적 기준으로 작동할 수 있는 것도 혈액형에 음양정보가 내재하기 때문이다.

각종 병명(病名)에는 음양정보가 내재하지 않는다. 그래서 각종 병명은 음양조화원리를 구현할 수 있는 객관적 기준이 될 수 없다. 각종 생명체들의 음양정보를 판별할 수 있는 방법은 두 가지다.

첫째, 인간의 경우는 음양정보가 혈액형마다 다르다. (이 책의 '일반의학으로 안 되면 체질의학을 해야 한다.' 참고)

둘째, 인간을 제외한 다른 생명체들(각종 동물, 식물, 미생물)의 음양정보는 생존환경(기후와 먹을거리)에 따라 일률적으로 분류할 수 있다.

기본으로 돌아가는 방법도 두 가지다.

첫째, 다 해보고 기본으로 돌아가기. (의사가 의학의 득도를 할 수 있는 방법이다.)

둘째, 처음부터 아예 기본만 물고 늘어지기. (일반인이 의학의 득도를 할 수 있는 방법이다.)

의학(醫學)의 득도(得道)를 위한 패러다임

세상의 모든 의학이 진짜 과학이 될 수 있는 패러다임이다.

① 『노자(老子)』에 의하면, 학문은 날마다 보태는 것이요, 도는 날마다 덜어내는 것이다.

"학문(學問)의 길은 날마다 더하는 것이요,
도(道)의 길은 날마다 빼는 것이다."

『노자(老子)』

도(道)는 곧 기본(基本)이다. 기본이 본질(本質)이고 핵심(核心)이다. 세상만사 잡다한 것을 빼면 기본만 남는다. 잡다한 것을 뺀 기본은 간명(簡明, Simple and Clear)하다. 도는 간명한 기본이고 본질이고 핵심이다.

② 천하 섭리를 알기 위해 굳이 세계여행을 다 하지 않아도 된다. 집 밖을 나가지 않고도 천하를 알 수 있듯이, 의대나 한의대에 가지 않고도 의학에 도(道)가 터질 수 있는 방법이 있다.

의학을 공부한답시고 꼭 의대나 한의대에 가야만 하고, 그 많은 의서를 다 읽어야만 하나? 아니다. 명의가 되기 위해 그 수많은 병명의 환자들을 다 치료해봐야 하나? 아니다. 의대나 한의대에 가지 않고도, 그리고 세상의 의서를 다 읽지 않고도, 그 수많은 병명을 가진 환자들을 다 치료해보지 않고도, 누구나 의학에 도(道)가 터질 수 있는 방법이 있다.

의학은 생명과 직통하기에 확실한 검증이 무엇보다 중요하다. 그런데 세상의 모든 의학 처방 중에서, 세상 모든 사람들을 상대로 확실하게 검증한 의학처방이 있을까? 하나도 없다. 세상 모든 의학처방은 다 적당하게 검증한 처방일 따름이다. 그러므로 세상 모든 의학처방은 언제든지 부작용에 의한 '생명안전성'과 '과학성'이 문제점으로 불거질 수 있다.

그런데 의학을 연구하다 보면, 세상 모든 사람들에게 일일이 다 실험해보지 않고도, 의리(醫理, 각종 질병을 치유하고 개선할 수 있는 이치)를 터득할 수 있다. 마치 아인슈타인을 비롯한 과학자들이 물리(物理, 우주만물의 작동원리와 변화의 이치)를 연구하면서, 집 밖을 나가지 않고도, 그리고 저 하늘의 별나라에 일일이 가지 않고도, 천하이치를 터득할 수 있는 것처럼!

③ 의학(醫學)의 득도(得道)를 위한 기본 자산은 무엇인가?

세상의 모든 의학이 진짜 과학이 될 수 있는 기본 자산이다. 생명을 주재하는 보편적 기본원리 하나, 그리고 그 기본원리를 객관적으로 구현할 수 있는 보편적 기준 하나다.

생명을 주재하는 보편적 기본원리는 음양조화원리다. 그리고 보편적 기준은 생명나눔(수혈요법)의 생명안전성을 보장하는 혈액형이다.

④ 의학(醫學)의 득도(得道)를 위한 패러다임(세상의 모든 의학이 진짜 과학이 될 수 있는 패러다임)은 다음과 같다.

첫째, 잡다한 의학지식은 다 버리고, 생명을 주재하는 보편적 기본원리(음양조화원리)에 귀의한다.

둘째, 생명을 주재하는 보편적 기본원리(음양조화원리)를 구현할 수 있는 객관적 기준[생명나눔(수혈요법)의 생명안전성을 보장하는 보편적 기준(혈액형)]에 귀의한다.

셋째, 생명을 주재하는 보편적 기본원리(음양조화원리)를, 보편적 기준(혈액형)에 따라 객관적으로 구현하는 각종 치료법, 즉 투약요법(投藥療法), 식이요법(食餌療法), 침구요법(鍼灸療法) 등과 예방법(백신)을 도출한다.

동서의학이 넘치는, 잡다한 의학이론은 다 내려놓고, 생명을 주재하는 보편적 기본원리(음양조화원리) 하나에만 귀의하여 그것을 생명나눔(수혈요법)의 생명안전성을 보장하는 보편적 기준(혈액형에 내재한 음양정보)에 따라서, 객관적으로 구현하는 방법(패러다임, 시스템, 처방)을 도출하면, 의학의 도(道), 즉 동서의학융합과학이 된다.

3. 세상 모든 의학이 과학이 될 수 있는 방법

세상 모든 의학이 과학이 될 수 있는 방법은 무엇인가?

① 모든 생명을 주재(主宰)하는, 다시 말해 모든 생명의 물질대사와 생명현상을 주재하는 기본원리를 찾는다.

2천여 년 전에 한의학은, 음양조화(陰陽調和) 원리(原理)가 모든 생명을 주재하는 기본원리임을 『황제내경(黃帝內經)』 여러 곳에서 밝혔다. 그런데 서양의학은 이 좋은 음양조화원리를 의학에 적용할 생각이 도무지 없다. 우주도 전자기장이고 지구도 전자기장이고 모든 생명이 전자기장이라는 사실이 상식임에도 불구하고!

② 생명안전성(生命安全性)을 보장하는 보편적 기준을 찾는다. 100여 년 전에 서양의학은 혈액형을 발견하여 수혈요법(생명나눔)의 생명안전성을 보장하는 보편적 기준으로 삼고 있다. 그런데 한의학은 이 좋은 혈액형에 대하여 서양의학의 산물이라면서 옹벽을 친다.

③ ②의 기준에 ①의 원리를 객관적으로 구현할 수 있는 의학이론과 처방을 개발한다.

의학을 과학적으로 할 수 있는 근본 방법은 하나뿐이다. 모든 생명을 주재하는 기본원리를, 생명안전성을 보장하는 보편적 기준에 따라, 객관적으로 구현할 수 있는 의학이론과 처방을 개발하는 것이다. 이 방법 외에는 모두 사족(蛇足)이다.

과학적 면역요법, 그 핵심원리는 무엇인가?

음양조화원리(한의학 핵심 원리이자 모든 생명을 주재하는 기본원리)를, 혈액형[서양의학 수혈요법(생명나눔)의 생명안전성을 보장하는 보편적 기준]에 따라, 객관적으로 구현하면 된다.

왜 혈액형인가?

혈액형은 수혈요법(생명나눔)의 생명안전성을 보장하는 보편적(객관적) 기준이기 때문이다.

왜 음양조화원리인가?

음양조화원리는 전자기장의 기본원리이고, 모든 생명장은 전자기장이기 때문이다. (과학성과 생명안전성을 보장하는 의학을 하려면, 음양조화원리를 객관적으로 구현해야 한다. 음양조화원리의 객관적 구현, 이것은 의학의 과학성과 생명안전성을 위하여 세상 모든 의학이 반드시 수행해야 할 사항이다.)

이 책을 통하여 음양조화원리는 '생명을 주재하는 중심원리이며 한의학의 기본원리'로, 혈액형은 '수혈요법(輸血療法), 투약요법(投藥療法), 침구요법(鍼灸療法), 식이요법(食餌療法) 등 각종 치료법의 생명안전성을 위한 객관적 기준'으로 인식되기를 바란다.

의학의 궁극적 화두는 무엇인가?

의학은 생명과 직통하므로 생명안전성(生命安全性)이 궁극적 화두일 수밖에 없다. 의학의 생명안전성은 어디에 달려 있는가? 의학의 생명안전성은 의학의 과학성(科學性)에 의해 좌우된다. 의학의 이론과 처방이 과학성을 띠면, 딱 그만큼, 의학의 생명안전성이 보장된다.

세상 모든 의학의 '과학성'을 판별할 수 있는 거울이 있다. '치료 효율'이라는 거울과 '치료 부작용'이라는 거울이다. '치료 효율'이라는 거울과 '치료 부작용'이라는 거울에 비추어 보면, 2020년 가을 현재 서양의학도 과학이 아니고 한의학도 과학이 아니라는 것은 자명한 사실(事實, Fact)이다.

(의학의 치료 효율이 몇 %일 때 과학이라는 말을 사용할 수 있을까? 서양의학과 한의학의 치료 효율이 몇 %일까? 서양의학과 한의학의 치료 부작용은 몇%이고?)

2020년 가을 현재 이러한 의학 현실에서, 도대체 어떻게 코로나19 바이러스 질환에 대한 과학적 면역요법이 가능할까? 그것이 가능하려면 이 책을 플랫폼으로 삼으면 된다.

2020년 가을 현재 이러한 의학 현실에서, 도대체 어떻게 각종 난치병에 대한 과학적 면역요법이 가능할까? 그것이 가능하려면 이 책을 플랫폼으로 삼으면 된다.

 2020년 가을 현재 이러한 의학 현실에서, 코로나19 바이러스 질환에 대한 백신과 치료제를 과학적으로 개발할 수 있는 패러다임은 무엇인가? 이 책의 곳곳에서 강조한, 다음과 같은 패러다임으로 개발하면 된다.

 첫째, 잡다한 의학지식은 다 버리고, 생명을 주재하는 보편적 기본원리(음양조화원리)에 귀의한다.
 둘째, 생명을 주재하는 보편적 기본원리(음양조화원리)를 구현할 수 있는 객관적 기준[생명나눔(수혈요법)의 생명안전성을 보장하는 보편적 기준(혈액형)]에 귀의한다.
 셋째, 생명을 주재하는 보편적 기본원리(음양조화원리)를, 보편적 기준(혈액형)에 따라 객관적으로 구현하는 각종 치료법, 즉 투약요법(投藥療法), 식이요법(食餌療法), 침구요법(鍼灸療法) 등과 예방법(백신)을 도출한다.

4. 생명장(生命場)의 속성, 기본원리, 기본정보를 모르고 의학을 한다?

나는 의학 전문가에게 개인별 전수 강의를 할 때 서두에서 다음과 같이 서로 묻고 답한다.

Q. 의학의 궁극적 화두는 무엇이라고 생각하십니까?
A. 과학성과 생명안전성 아닐까요?
Q. 의학의 과학성과 생명안전성을 논하려면, 우리가 무엇을 먼저 알아야 하겠습니까? 생명장(生命場)의 속성(屬性)과 기본원리(基本原理)와 기본정보(基本情報)를 모른 채, 과연 의학의 과학성과 생명안전성을 논할 수 있겠습니까?
A. 생명장(生命場)이 무슨 뜻입니까? 처음 듣는 말입니다.
Q. 예. 그렇겠지요. 생명장은 말 그대로 우리 인간을 비롯한 뭇 생명들이 삶을 영위하는 마당(場, Field)입니다. 대우주가 생명장이고, 소우주인 지구도 생명장이고, 더 작은 소우주인 인체도 생명장이고, 인체 속의 세포 하나하나도 생명장입니다. 아울러 각종 동물, 식물, 미생물의 몸도 모두 생명장이지요.
A. 아, 이해가 되는군요. 그래서 생명장의 속성을 물으셨군요. 생

명장의 속성, 아, 평생 의학을 하였지만 대답하기가 어려운 문제입니다. ……그 생명장을 장악하는 원리와 정보도 있겠군요?
Q. 그렇지요. 생명장을 주재하는 기본원리가 있지요. 그리고 그 기본원리를 구현하기 위한 기본정보도 있고요.
A. 아, 우리가 생명장의 속성과 그 생명장을 주재하는 기본원리와 기본정보도 정확히 모른 채, 생명을 다루는 의학 전문가가 되어 지금까지 왔네요.
Q. 의학의 본질은 생명을 고치는 것이지요. 의학을 한다는 것의 의미를 쉽게 풀자면, 생명장의 속성에 주목하여, 생명장을 주재하는 기본원리를 객관적으로 구현하는 것 아닐까요? 그러기 위해 필요한 것이 생명장의 기본정보일 테고.
A. 생명장의 속성과 그 생명장을 주재하는 기본원리와 기본정보에 집중하면, 의학은 어려운 것이 아니라는 생각이 드는군요. 모두가 학문은 끝이 없다고들 하는데, 왠지 끝이 있는 의학 공부가 가능할 듯합니다.

의학의 과학성과 생명안전성을 논하려면, 무엇을 먼저 알아야 하는가?

코로나19 바이러스도 생명이고 인간도 생명이다. 모든 생명은 장(場, Field)에서 생존하고 사멸한다.

생명과 직통하는 의학, 그 의학의 과학성과 생명안전성을 위해서 반드시 먼저 알아야 할 것이 있다. 생명의 장(場, Field), 즉 생명장(生

命場)의 속성은 무엇이고, 그 생명장을 주재하는 기본원리와 기본정보는 무엇인가를 먼저 알아야 한다. 그래야 의학의 과학성과 생명안전성을 논할 수 있다.

(그런데 세상 모든 의학의 어느 교과서에, 생명장의 속성과 기본원리와 기본정보에 대한 명쾌한 설명이 나오는지 나는 알지 못한다.)

모든 생명장의 속성은 무엇인가?

우주와 지구와 인간을 비롯한 모든 생명체의 생명장(生命場), 그 속성은 전자기장(電磁氣場)이다.

모든 생명장의 기본원리는 무엇인가?

모든 생명장을 장악하는 기본원리는 음양조화원리다. 모든 생명장은 전자기장이다. 전자기장을 장악하는 기본원리는 음양조화원리다. 그래서 모든 생명장을 장악하는 기본원리도 음양조화원리다. 그리고 모든 생명을 주재하는 기본원리도 음양조화원리다.

모든 생명장의 기본정보는 무엇인가?

모든 생명장의 기본정보는 음양정보(陰陽情報)다. 음양정보가 있어야 음양조화원리가 이루어지기 때문이다.

생명과 직통하는 학문은 의학이다.

의학(서양의학, 한의학, 자연의학, 대체의학, 통합의학 등등)을 하는 이들은 모두 생명장의 속성과 기본원리와 기본정보에 집중해야 한다.

생명장의 속성과 기본원리와 기본정보를 놓치고 의학을 하면, 의학의 과학성과 생명안전성을 보장할 수 없게 된다. 세상의 모든 의학은, 생명이 걸려 있는 결정적인 순간에는, 잡다한 것을 다 버리고, 오로지 생명장의 속성과 기본원리와 기본정보에 귀의해야 숨길이 열린다.

어려우면 오로지 기본으로 돌아가야 한다. 코로나19 바이러스 질환이 어려운가? 생명장의 속성(전자기장)과 기본원리(생명을 주재하는 기본원리-음양조화원리)와 기본정보(음양정보)로 돌아가면 해결책을 도출할 수 있다.

5. 의학을 먼저 구원해야 인간이 살 수 있다.

나는 의학을 먼저 구원해야 인간이 살 수 있다고 생각한다. 그리고 의학을 구원할 수 있는 패러다임은 하나밖에 없다고 본다.

나는 코로나19 질환과 각종 난치병에 대해, 세상 모든 의학이 각종 부작용을 방지하고 빛나는 활약을 할 수 있는 패러다임은 하나밖에 없다고 본다.

그 하나밖에 없는 패러다임은 다음과 같다.

앞에서 밝혔듯이 의학의 득도를 위한 패러다임이자, 세상의 모든 의학을 진짜 과학적으로 할 수 있는 패러다임이기도 하다.

첫째, 잡다한 의학지식은 다 버리고, 생명을 주재하는 보편적 기본원리(음양조화원리)에 귀의한다.

둘째, 생명을 주재하는 보편적 기본원리(음양조화원리)를 구현할 수 있는 객관적 기준[생명나눔(수혈요법)의 생명안전성을 보장하는 보편적 기준(혈액형)]에 귀의한다.

셋째, 생명을 주재하는 보편적 기본원리(음양조화원리)를, 보편적 기준(혈액형)에 따라 객관적으로 구현하는 각종 치료법, 즉 투약요법(投藥療法), 식이요법(食餌療法), 침구요법(鍼灸療法) 등과 예방법(백신)

을 도출한다.

『영혼이 있는 동서의학융합과학』

　나의 주특기는, 동서의학융합과학(혈액형운기체질의학-혈액형별맞춤의학)이고, 대표저서는 『영혼이 있는 동서의학융합과학』이다.
　나의 저서에는 독자를 유혹하는 치료 경험담이 없다. 대신 세상에 없었던 의학원리 하나가 늘 중심에 있다. 음양조화원리(모든 생명을 주재하는 보편적 기본원리이자 한의학의 중심원리)를, 혈액형[생명나눔(수혈요법)의 생명안전성을 보장하는 서양의학의 보편적 기준]에 따라, 객관적으로 구현하는 의학 원리다.

　세상만사 하나의 기본원리를 터득하면 오만가지 문제를 해결할 수 있다. 코로나19와 그보다 더 센 바이러스 질환과 각종 난치병의 치유와 개선(증상 완화)도 마찬가지다. 인간에게 깃드는 모든 질병의 치유와 개선(증상 완화)을 위한 기본원리는 무엇인가?
　음양조화원리(모든 생명을 주재하는 보편적 기본원리이자 한의학의 중심원리)를, 혈액형[생명나눔(수혈요법)의 생명안전성을 보장하는 서양의학의 보편적 기준]에 따라, 객관적으로 구현하는 의학원리다.

　나는 동서의학에 권한다.

　서양의학은 '혈액형에 따른 발병률' 연구에 몰두할 것이 아니라,

발상을 전환해서 '혈액형별맞춤치료법'을 연구하시길! 그리고 '혈액형별맞춤치료법'을 정립하기 위해 반드시 필요한 절대원리(모든 생명의 물질대사와 생명현상을 주재하는 기본원리)가 무엇인가를 성찰하시길!

한의학은 혈액형에 대해서 한의학과 아무 관계가 없는 서양의학의 소산일 따름이라는 편견을 깨고, '혈액형에 도대체 무슨 정보가 내재하기에 생명나눔(수혈요법)의 생명안전성을 위한 보편적 기준으로 작동할까?'를 성찰하시길!

혈액형에는 한의학이 그토록 소중하게 여기는, 인체의 음양정보(운기정보)가 내재한다. 그래서 혈액형은 생명나눔(수혈요법)의 생명안전성을 보장하는 보편적 기준으로 작동한다.

6. 목숨을 걸고 하는 처방

　목숨과 직통하는 질병은 목숨을 걸고 처방을 해야 한다. 그런데 세상의 어떤 의료인이 자신의 목숨을 걸고 처방을 할까?
　병명중심의학을 하는 의료인은 처방이 부작용을 일으킬 경우 빠져나갈 구멍이 있으므로 자신의 처방에 목숨을 걸지 않아도 된다. 부작용을 일으킨 자신의 처방에 대해서 "특수체질인 모양입니다."라고 하면서 빠져나가면 된다.
　체질중심의학을 주창한 이제마는 자신의 목숨을 걸고 처방을 했다. 그런데 이제마의 사상체질의학도 부작용을 일으킬 경우 빠져나갈 구멍은 있다. "제가 판단컨대 당신은 소음체질이라 여기고 처방을 했는데 경과를 보니 소음체질이 아닌 것 같습니다."라고 하면서 빠져나가면 된다.
　반면 내가 정립한 혈액형별맞춤처방은 명확한 기준인 혈액형에 맞춘 처방이므로 부작용을 일으킬 경우 빠져나갈 구멍이 없다. 혈액형별맞춤처방은 목숨을 걸고 하는 처방이다. 식이요법, 한약요법, 침법의 혈액형별맞춤처방을 정립한 나는 목숨을 걸고 의학을 연구할 수밖에 없었다.
　내가 제시하는 혈액형별맞춤처방(식이요법, 한약요법, 침법)은, 모든 생명을 주재하는 음양조화원리를, 혈액형에 내재하는 음양정보에 따라 객관적으로 구현하는 처방이다.

혈액형별맞춤처방은, 동서의학의 기본원리(음양조화원리=한의학의 기본원리)와 기본정보(혈액형에 내재한 음양정보=서양의학의 기본정보)를 융합한 과학, 다시 말해 '동서의학융합과학'이다.

7. 이 책의 효능, 단점, 장점, 특징, 처방원리, 패러다임, 핵심원리, 핵심어

이 책의 효능은 무엇인가?

다른 방법으로 안 되는 경우에, 이 책의 처방을 철저하게 실천하면, 우리의 몸은 기특한 보답을 해준다. 우리의 몸이 해주는 기특한 보답은 무엇인가? 코로나19 바이러스 질환과 각종 난치병의 자연치유 또는 개선(증상 완화)이다. 치유는 못 되더라도 개선(증상 완화)의 효과만 봐도 감격해야 할 난치병이 많다.

한편, 이 책의 처방을 성실하게 실천했는데도 불구하고 안타깝게도 개선(증상 완화)의 효과조차 볼 수 없는 경우도 있을 수 있다. 나의 처방능력 부족 탓이거나 때를 놓친 탓이다.

이 책에서 제시하는 처방을 실천하면, 섭취한 음식물과 인체 엔진 시스템(오장육부)이 음양조화를 이루므로 '맑은 기혈(氣血)'이 순조롭게 생성되어 온몸을 순환한다. '맑은 기혈'은 온몸의 자양분이자 면역력(생명력, 자연치유력)의 근본물질이다. '맑은 기혈'이 생성되어 온몸을 순환해야 질병의 자연치유 또는 개선(증상 완화)이 이루어진다.

이 책의 혈액형별맞춤면역요법은 만병통치가 아니다. 그러나 코로나19와 그보다 더 센 바이러스 질환의 자연치유 또는 개선(증상 완화)을 위해, 그리고 각종 난치병의 자연치유와 개선(증상 완화)을 위해 활용하면, 세상에 없던 효과가 과학적으로 나타난다. 왜냐하면 혈액형별맞춤면역요법은 생명을 주재하는 기본원리(음양조화원리)를, (혈액형에 내재하는 음양정보에 따라) 객관적으로 구현한 처방이기 때문이다.

이 책의 단점은 무엇인가?

이 책의 단점에도 불구하고, 나는 월드컵이나 올림픽처럼 '면역요법 세계대회'가 열린다면 우승을 차지할 자신이 있기에 이 책을 펴낸다.

나는 이 책의 처방을 코로나19 바이러스 감염자들에게 일일이 검증해보지 않았다. 그럴 기회가 없기 때문이다. (국가정책상, 코로나19 바이러스 감염자는 종합병원의 격리병실에 입원하여 치료를 받아야 한다.) 그러므로 이 책의 효과는 독자들께서 실천하여 효과를 보기 전까지는, 보편적인 사실이 아니라 나의 개인적인 주장에 불과하다. 이 책의 효과에 대한 검증은 독자 스스로 해야 한다. 나는 20년 넘게 '동서의학 융합과학'을 연구한 입장에서 안목과 양심에 따라 해결원리와 처방을 제시할 수 있을 뿐이다.

나는 장담한다. 이 책의 처방을 실천하면 딱 실천하는 그만큼, 코로나19 바이러스 질환뿐만 아니라 각종 난치병에 대해서, 우리의 몸은 자연치유 내지 개선(증상 완화)의 응답을 분명히 한다는 것을!

이 책의 장점은 무엇인가?

첫째, 이 책의 처방은 가정에서 스스로 실천하면 따로 많은 돈이 들지 않는 처방이다. 그런데 기업이 상품화하면 돈이 되는 처방이다.

둘째, 이 책의 처방은 '혈액형별맞춤 식품가공사업 기본정보'로도 활용될 수 있다. 과학적인 식품가공 정보에 목마른 사업가는, 이 책의 처방을 플랫폼으로 삼으면 된다.

셋째, 이 책의 처방은 근거중심의학(EBM; Evidence Based Medicine)을 강조하는 사람들을 위한 처방이다. 그 효과와 부작용은 혈액형에 따라 객관적으로 쉽게 검증된다.

이 책의 특징은 무엇인가?

① 면역력 강화를 위해 이 책은 (국민 누구나 쉽게 실천할 수 있고 큰돈이 들지 않게) 약차처방과 식이요법을 중심으로 하여 입체적인 섭생처방(양생처방=생활처방)을 혈액형별로 구체적으로 밝혔다.

그리고 (한의학 전문가를 위해) 면역력 강화를 위한 혈액형별맞춤침법, 즉 혈액형운기체질침법(血液型運氣體質鍼法)도 명확하게 밝혔다. 이 책의 처방은 혈액형별맞춤처방이므로 실천하고 검증하기에 편리하다.

② 이 책에는 세상 모든 의학(서양의학, 한의학, 자연의학, 대체의학, 통합의학, 민간요법 등)이 하루라도 빨리 수용할수록 좋은 보물이 두 가지

있다. 보편적 원리(모든 생명의 물질대사와 생명현상을 주재하는 음양조화원리)와 보편적 기준 [생명나눔(수혈요법)의 생명안전성을 보장하는 혈액형]이다.

③ 모든 학문의 모든 문제는 패러다임의 문제다. 이 책은 세상 모든 의학(서양의학, 한의학, 자연의학, 대체의학, 통합의학, 민간요법 등)을 진짜 과학적으로 할 수 있는 패러다임을 밝혔다. 그리고 의학의 득도를 위한 패러다임도 밝혔다. 의학을 구원할 수 있는 패러다임도 밝혔다. 모두 다 똑같은 패러다임이다. 세상만사 궁극에서는 다 상통한다.

이 책의 처방의 특징은 무엇인가?

이 책의 처방은 잡다한 모든 의학지식은 다 버리고, 동서의학의 기본원리(음양조화원리)와 기본정보(혈액형에 내재한 음양정보)만을 융합하여 도출한, 동서의학융합과학이자 혈액형별맞춤체질처방, 즉 혈액형운기체질처방(血液型運氣體質處方)이다.

첫째, 이 책의 처방은 동서의학융합과학이다. 이 책의 처방은, 동서의학의 기본원리(음양조화원리=한의학의 기본원리)와 기본정보(혈액형에 내재한 음양정보=서양의학의 기본정보)를 융합한 동서의학융합과학이다. 한의학의 기본원리(음양조화원리)와 서양의학의 기본정보(혈액형에 내재한 음양정보)는 인체에서 상통한다. 그래서 동서의학을 과학적으로 융합할 수 있다.

혈액형에 내재한 음양정보에 맞추어, 생명을 주재하는 기본원리(음양조화원리)를 객관적으로 구현하는 것!

이것은 동서의학융합과학의 궁극적 방법일 뿐 아니라, 한의학의 과학화와 서양의학의 과학화를 위한 궁극적 방법이기도 하다. 나아가 각종 대체의학의 과학화를 위한 궁극적 방법이기도 하다. 세상 모든 의학의 과학화를 위해 이보다 더 궁극적인 방법은 없다.

둘째, 이 책의 처방은 혈액형별맞춤체질처방, 즉 혈액형운기체질처방(血液型運氣體質處方)이다.

'체질처방(體質處方)'의 본질은, 통치방(通治方)이고 면역력(생명력=자연치유력)강화 처방이다. 통치방(通治方)이라는 용어는 체질의학에서만 성립되는 독특한 용어다. 통치방(通治方)이란, 체질이 같은 경우, 감기 몸살이든 자가 면역 질환이든 암이든 정신질환이든 병명에 관계없이, 만병에 대한 처방이 거의 같은 처방이다.

통치방(通治方)이란, 체질이 다른 경우, 같은 병명이라도 처방이 확연히 다르다. 따라서 통치방(通治方)이 정립되어 있지 않은 체질의학은 사이비(似而非) 체질의학이다. 통치방의 가짓수가 너무 많아도 사이비 체질의학이다.

이 책의 처방원리는 무엇인가?

생명을 주재하는 기본원리(음양조화원리)를, 혈액형에 따라 객관적으로 구현하는 것. 이것이 이 책의 처방원리다.

왜 음양조화원리인가?

음양조화원리는 모든 생명을 주재하는 기본원리다. 그리고 동양의 국민보건을 2천 년 이상 책임져온 한의학의 기본원리다.

모든 생명은 음양조화원리에 의해서 작동된다. 모든 생명에서 음양조화원리를 빼면 모두 다 시체다. 그리고 한의학에서 음양조화원리를 빼면 한의학도 시체다. 동서의학을 비롯한 각종 의학의 치료효과와 부작용은 왜 생기는가? 환자와 음양조화가 되는 처방은 치유와 개선의 효과가 난다. 환자와 음양조화가 되지 않는 처방은 각종 부작용이 초래된다. 음양조화원리는 동서양의 장벽과 학문의 장벽에 걸리지 않고 세상 모든 생명을 주재하는 보편적 원리다.

의학자들이 음양조화원리의 중요성에 대해서 눈을 떴다면, 그 다음 궁극적 문제는 무엇인가? '음양조화원리를 객관적으로 구현할 수 있는 의론(醫論)과 처방(處方)'이다. 현대의학의 주도권을 잡고 있는 서양의학이 만약 '음양조화원리를 객관적으로 구현할 수 있는 의론(醫論)과 처방(處方)'을 연구하면, 인류건강의 새로운 서막을 열 수 있다.

왜 혈액형인가?

혈액형은 생명나눔 요법(수혈요법, 輸血療法)의 생명안전성(生命安全性)을 보장하는 서양의학의 객관적 기준이다. 서양의학에서 혈액형을 빼면 서양의학 병원은 지탱되기 어렵다.

혈액형은 수혈요법의 생명안전성뿐만 아니라, 각종 치료법, 다시 말해 투약요법(投藥療法), 침구요법(鍼灸療法), 식이요법(食餌療法) 등의 생명안전성을 위한 객관적 기준으로도 작동될 수 있다.

왜냐하면 혈액형에는 음양조화원리를 구현할 수 있는 개별인체의 음양정보가 내재하기 때문이다. 이 책은 혈액형에 내재하는 개별인체의 음양정보를 일컬어 '혈액형운기체질(血液型運氣體質)'이라고 한다.

[이 책의 제4부. 4. 과학적 체질론-혈액형운기체질론(血液型運氣體質論) 참고.]

이 책의 처방원리를 정리하면 다음과 같다.

음양조화원리(모든 생명현상을 주재하는 기본원리)를, 혈액형에 따라[혈액형에 재하는 개별인체의 음양정보, 즉 혈액형운기체질(血液型運氣體質)에 따라] 객관적으로 구현하는 것!

이 책의 패러다임(인식체계認識體系)

첫째, 잡다한 의학지식은 다 버리고, 생명을 주재하는 보편적 기본원리(음양조화원리)에 귀의한다.

둘째, 생명을 주재하는 보편적 기본원리(음양조화원리)를 구현할 수 있는 객관적 기준[생명나눔(수혈요법)의 생명안전성을 보장하는 보편적 기준(혈액형)]에 귀의한다.

셋째, 생명을 주재하는 보편적 기본원리(음양조화원리)를, 보편적 기준(혈액형)에 따라 객관적으로 구현하는 '혈액형별맞춤면역요법처방'을 도출한다.

이 책의 핵심원리는 무엇인가?

이 책의 핵심원리는 오로지 하나다.

생명을 주재하는 기본원리를 객관적 기준에 따라 구체적으로 구현하기. 다시 말해 음양조화원리(생명을 주재하는 중심원리이며 한의학의 기본원리)를, 혈액형(수혈, 즉 생명나눔을 위한 서양의학의 객관적 기준)에 내재한 음양정보에 따라 구현하기다.

이 책의 핵심어(키워드)는 무엇인가?

이 책을 관통하는 핵심어(키워드)는 음양조화원리, 혈액형, 혈액형별맞춤면역요법, 동서의학융합과학[혈액형운기체질의학(血液型運氣體質醫學)]이다.

이 책을 통하여 음양조화원리는 '생명을 주재하는 중심원리이며 한의학의 기본원리'로, 혈액형은 '수혈요법(輸血療法), 투약요법(投藥療法), 침구요법(鍼灸療法), 식이요법(食餌療法) 등 각종 치료법의 생명안전성(生命安全性)을 위한 객관적 기준'으로 인식되기를 바란다.

8. 의학의 해결책이 없는 코로나19 바이러스 대처법

백신, 치료제 등 의학의 해결책이 없는 코로나19 바이러스 대처법은 구체적으로 무엇인가?

첫째, 코로나19 바이러스에 감염되지 않은 경우

한국을 비롯한 세계 대부분의 국가가 예방 차원에서 '코로나19봉쇄국민행동수칙'을 국가의 정책으로 실천하고 있다.

코로나19봉쇄국민행동수칙은 무엇인가?

비누칠을 하여 흐르는 물에 30초 이상 손 씻기, 마스크 착용하기(코로나19 바이러스처럼 호흡기질환을 일으키는 바이러스는 고급 마스크 착용이 예방수칙의 핵심이다. 백신요법보다 고급 마스크가 더 효과가 좋다고 한다. 보통 독감의 백신접종효과는 50~70%다. 코로나19 바이러스 백신이 개발되면 그 기대효과는 50%이다.), 1미터 이상 거리두기, 기침할 때 반드시 입 가리기, 코와 입을 만지지 말기, 가급적 모임에 가지 말고 집에 있기, 각종 집회금지, 학생들의 등교 금지 등이다.

그런데 '코로나19봉쇄국민행동수칙'을 엄격히 실행할수록 개별

국가경제와 세계경제가 마비되는 대가를 치러야 한다. 2020년 9월 중순 현재, 9개월째 코로나19 바이러스 봉쇄정책으로 진이 다 빠진 세계 각국은, 스웨덴이 실행한 '코로나19 바이러스 집단면역정책'에 주목하기도 한다.

둘째, 코로나19 바이러스에 감염된 경우

면역력(생명력, 자연치유력)을 강화할 수 있는 섭생처방(양생처방, 생활처방)을 실천해야 한다.

한국은 코로나19 바이러스에 감염된 경우 (코로나19 바이러스 치료제가 개발되지 않았는데도 불구하고), 종합병원 음압병실에서 에이즈 치료제 등 좋다 싶은 각종 약을 투여하면서 격리치료를 한다.

그런데 코로나19 바이러스 질환에 대처할 체계적인 면역력(생명력, 자연치유력) 강화 처방은 국가에도 없고, 서양의학에도 없고, 한의학에도 없다.

어떻게 해야 하는가?

2020년 가을 현재, 이 책보다 더 체계적이고 구체적인 면역력(생명력, 자연치유력) 강화 처방에 대한 해설서는 없다. 이 책보다 더 훌륭한 책이 나오기 전까지는 이 책의 처방을 실천하도록 권한다.

이 책의 처방은 구체적인 혈액형별맞춤처방(동서의학융합과학처방=혈액형운기체질의학처방)이므로, 병원이나 가정 어디서든지 실천할 수 있고 검증하기에 편리하다. 그리고 틀리면 도망갈 구멍이 없다. 이보다 더 과학적인 처방은 없다. 과학은 틀리면 도망갈 구멍이 없는 학문이다.

제2부 혈액형별맞춤면역력(생명력, 자연치유력) 강화 처방

이 책의 처방은 한국인을 비롯한 동양인을 위한 처방이다. 서양인의 경우는 이 책의 처방 중 약차처방, 음료처방, 고기처방, 건강빵처방, 요구르트처방, 나물무침처방을 실천하면 탁월한 과학적 효과를 볼 수 있다.

1. 면역력을 강화하려면 식이요법 중심의 입체적 섭생처방을 실천해야 한다.

공부는 끝이 없다고 흔히들 말한다. 우리는 모두 끝이 있는 인생인데, 왜 끝이 없는 공부 속에 빠져 끝없이 헤매야 하는가? 끝이 있는 공부는 세상에 하나도 없는가? 있다. 이 책을 통한 혈액형별맞춤 면역요법에 대한 공부는 끝이 있다.

입체적 섭생처방

면역력(생명력, 자연치유력)을 강화하려면, 식이요법을 중심으로 한 입체적 섭생처방(양생처방=생활처방)을 실천해야 한다.

면역력은 생명체 스스로 각종 질병을 치유하는 능력이다. 거의 모든 질병의 자연치유와 개선(증상 완화)에는 면역력(생명력, 자연치유력)이 필요하다. 면역력(생명력, 자연치유력)의 작동이 없으면 건강 회복도 없다.

'한국인들은 배추김치 덕분에, 독일인들은 양배추절임 덕분에 코로나19 바이러스질환의 사망자가 적다.'라는 뉴스가 2020년 7월에 보도되었다. 그런데 배추김치와 양배추절임 하나로 모든 사람의 면역력이 강화된다면, 코로나19 바이러스 때문에 온 세상이 걱정할 까

닭이 없다. 면역력 강화는 그렇게 쉽게 되지 않는다. 일상생활의 섭생법(양생법)을 전체적으로 혁신해야 면역력이 강화된다.

인체의 면역력(생명력, 자연치유력) 강화는 종합비타민제를 먹는 것처럼 쉽게 돈을 주고 살 수 있는 것도 아니다. 종합영양제를 먹어 인체의 면역력(생명력, 자연치유력) 강화가 쉽게 이루어진다면 역시 쉽게 죽는 사람도 없을 것이다.

인체의 면역력(생명력, 자연치유력)은 식이요법을 중심으로 한 입체적 섭생처방(양생처방=생활처방)의 실천을 통해서 강화된다. 섭생의 혁명을 통해 인체의 면역력(생명력, 자연치유력)이 강화되고 아울러 난치병의 자연치유와 개선(증상 완화)이라는 기적이 일어난다.

이 책의 처방은 식이요법을 중심으로 한 섭생법이다. 섭생법은 생명을 지탱하는 법이다. 섭생(攝生, 생명을 지탱함)은 양생(養生, 생명을 기름)과 통하는 말이다. 섭생 또는 양생의 주인공은 의사가 아니고 바로 나 자신이다.

섭생(양생)처방의 핵심은 식이요법(食餌療法)이다. 식이요법의 효과와 부작용은 음양조화원리에 의해 좌우된다. 수혈요법(輸血療法), 투약요법(投藥療法), 침구요법(鍼灸療法)의 효과와 부작용도 음양조화원리에 의해 좌우된다.

섭생처방(양생처방=생활처방)은 원래 병원치료의 보조요법이다. 그런데 만약 병원 치료로 효과를 못 볼 경우에는, 병명에 상관없이, 섭생처방(양생처방=생활처방)에 온전히 귀의해야 한다.

그런데 세상의 다양한 섭생처방(양생처방=생활처방) 중 어느 처방이

나에게 이로울까? 내 배가 있는지 없는지 모를 정도로 뱃속을 편안하게 해주는 처방이 나에게 이로운 처방이다.

　모든 질병의 치유와 개선을 위해 우선 필요한 것은, 내 배가 있는지 없는지 모를 정도로 뱃속이 편안해지는 것이다. 뱃속이 편안해진다는 것은 무슨 의미인가? 소화흡수가 제대로 되고 대소변이 순조로워지고 숙면을 취하게 되고 맑은 기혈이 생성되며 면역력(생명력, 자연치유력)이 강화된다는 뜻이다. 각종 질병의 치유와 개선(증상 완화)도 뱃속이 편안해지는 데서 비롯된다.

　이 책의 혈액형별맞춤섭생처방(양생처방=생활처방)은, 혈액형에 맞추어 음양조화원리를 구현한 처방이므로, 실천하면 뱃속이 빨리 편안해진다. 때를 놓치지 않은 경우, 이 책의 혈액형별맞춤섭생처방(양생처방=생활처방)을 성실히 실천하면, 우리의 몸은 자연치유와 개선(증상 완화)이라는 보답을 분명히 한다.

생명장(生命場)과 음양(陰陽) 속성

　모든 생명장(生命場)은 전자기장(電磁氣場), 즉 음양장(陰陽場)이고, 인체 엔진 시스템인 장부(臟腑)의 음양 속성은 혈액형에 따라 서로 다르다. 그러므로 면역력(생명력, 자연치유력) 강화 처방을 비롯한 모든 처방은 혈액형에 따라 서로 다르게 해야 한다.

　그런데 혈액형 A형과 혈액형 B형은 인체 엔진(장부)의 음양이 강도는 다르지만 모두 음성(陰性)이다. 그래서 혈액형 A형과 혈액형 B형은 식이요법 처방이 비슷하다. 투약처방(投藥處方)과 침구처방(鍼灸

處方)은 혈액형에 따라 확연히 다르다.

혈액형 AB형과 혈액형 O형은 인체 엔진(장부)의 음양이 강도는 다르지만 모두 양성(陽性)이다. 그래서 혈액형 AB형과 혈액형 O형은 식이요법 처방이 비슷하다. 마찬가지로 투약처방(投藥處方)과 침구처방(鍼灸處方)은 혈액형에 따라 확연히 다르다.

인체의 면역력과 체내 미생물(微生物)

인체의 면역력(생명력, 자연치유력)은 체내 미생물(微生物), 특히 유산균(乳酸菌)의 활력과 동조(同調)한다. 흙 한 줌에 무진장한 미생물이 존재하듯이, 인체에도 수많은 미생물이 존재한다. 인체는 한 마디로 미생물의 세상이다. 인체 미생물은 인체 세포보다 더 많다.

인체에 이로운 미생물의 대표는 유산균이다. 인체의 면역력(생명력, 자연치유력)은 유산균의 활력과 관계가 깊다. 발효음식(醱酵飮食)을 즐겨 섭취하면 면역력(생명력, 자연치유력) 강화에 큰 도움이 된다. 발효음식의 유산균은, 코로나19 바이러스 질환뿐 아니라 각종 난치병의 치유와 개선(증상 완화)에 결정적인 역할을 할 수 있다. 유산균이 풍부한 음식은 김치, 생된장, 생고추장, 낫또, 요구르트와 같은 발효음식이다.

유산균 같은 미생물이 인체를 살리는 것을 비유하자면, 미생물이 흙을 살리는 이치와 같다. 인간이 버린 화공약품이나 쓰레기 등으로 흙이 오염되면 미생물이 살지 못한다. 자연의 흙은 미생물이 풍성한 건강한 흙이다. 흙의 생명력을 좌우하는 것은 미생물이다. 미생물이 조금이라도 살아있는 흙은 자연치유력도 살아난다. 그것이 흙의 면역력이다. 흙 한줌에도 면역력(생명력, 자연치유력)이 있다. 면역력이 살아있는 건강한 흙에서 지렁이와 땅강아지도 살 수 있고 농작물도 건강하게 자랄 수 있다.

이 책은 음양조화원리의 객관적 구현을 위해, 발효식품을 혈액형별로 분류하여 처방한다. 아무리 발효음식이라도 원재료의 음양을 따져 혈액형에 맞추어 먹어야 몸에 유익하다.

콩으로 만든 된장, 청국장, 낫또는 혈액형 O형 그리고 혈액형 AB형과 음양조화가 된다. 혈액형 O형과 혈액형 AB형은 콩으로 만든 식품을 섭취하면 건강회복에 요긴한 도움이 된다.

반면에 혈액형 A형과 혈액형 B형은 콩으로 만든 식품과 음양조화가 안 된다. 혈액형 A형과 혈액형 B형은 각종 질병에서 빨리 회복되려면 된장, 청국장, 낫또 등 콩으로 만든 식품을 피해야 한다.

고추장은 혈액형 A형(쌀이 많이 들어간 고추장), 혈액형 B형(찹쌀이 많이 들어간 고추장)과 음양조화가 된다. 혈액형 O형과 혈액형 AB형이 각종 질병에서 빨리 회복되려면 고추장을 피하고 된장, 청국장, 낫또를 즐겨 섭취해야 한다.

요구르트도 그 원재료에 따라 혈액형별로 음양조화가 엇갈린다. 우유나 산양유로 만든 요구르트는 혈액형 A형, 혈액형 B형과 음양조화가 된다. 혈액형 O형과 혈액형 AB형은 콩이나 녹두로 만든 요구르트와 음양조화가 된다.

2. 혈액형별맞춤면역요법 처방 원리

혈액형별맞춤면역요법 처방 원리는 무엇인가?

　음양조화원리를 혈액형에 따라 객관적으로 구현하는 것이다. 혈액형별맞춤면역요법 처방의 원리는 '혈액형운기체질(血液型運氣體質)'과 '혈액형운기체질 처방 원리'에서 비롯된다.
　혈액형에 내재하는 인체의 음양정보[기후정보=운기정보=온도(한열-寒熱)와 습도(조습-燥濕)의 편차정보=체질정보]를 일컬어 '혈액형운기체질(血液型運氣體質)'이라고 명명(命名)한다.
　혈액형운기체질(血液型運氣體質)의 핵심을 정리하면 다음과 같다.
　[혈액형운기체질(血液型運氣體質)의 자세한 내용은, 제4부의 '과학적 체질론-혈액형운기체질론(血液型運氣體質論)'을 참고하면 된다.]

혈액형운기체질
　A형 = 습강조약(濕强燥弱) 체질 : 강음(强陰) 체질
　B형 = 한강열약(寒强熱弱) 체질 : 약음(弱陰) 체질
　AB형 = 조강습약(燥强濕弱) 체질 : 강양(强陽) 체질
　O형 = 열강한약(熱强寒弱) 체질 : 약양(弱陽) 체질

혈액형운기체질 처방 원리(혈액형별맞춤면역요법의 처방 원리)

A형 = 습강조약(濕强燥弱) 체질 : 강음(强陰) 체질 ⇒ 사습보조(瀉濕補燥)의 처방.

B형 = 한강열약(寒强熱弱) 체질 : 약음(弱陰) 체질 ⇒ 사한보열(瀉寒補熱)의 처방.

AB형 = 조강습약(燥强濕弱) 체질 : 강양(强陽) 체질 ⇒ 사조보습(瀉燥補濕)의 처방.

O형 = 열강한약(熱强寒弱) 체질 : 약양(弱陽)체질 ⇒ 사열보한(瀉熱補寒)의 처방.

3. 혈액형별맞춤면역력(생명력, 자연치유력) 강화 섭생처방

면역력 약화와 면역력 강화의 핵심은 무엇인가?

내가 섭취한 음식과 약(양약, 한약, 민간요법의 약 모두)이 내 혈액형과 음양조화를 이루지 못하면, 영양효과와 약효가 제대로 나타나지 않는다. 게다가 소화흡수배출장애, 염증생성, 면역력약화 등 다양한 부작용이 나타난다. 자연식품, 유기농식품, 천연약재라도 혈액형과 음양조화가 되지 않으면 모두 부작용이 생긴다.
혈액형과 음양조화가 핵심이다.

내가 섭취한 음식과 약(양약, 한약, 민간요법의 약 모두)이 내 혈액형과 음양조화를 이루면, 영양효과와 약효를 제대로 볼 수 있다. 게다가 면역력은 강화되고 부작용이 없다. 자연식품, 유기농식품, 천연약재가 혈액형과 음양조화를 이루면 더 좋은 효과가 나타난다.
혈액형과 음양조화가 핵심이다.

이 책의 처방과 우리 몸의 보답

다른 방법으로 안 되는 경우에, 이 책의 처방을 철저하게 실천하면, 우리의 몸은 기특한 보답을 해준다. 우리의 몸이 해주는 기특한 보답이란 무엇인가? 코로나19 바이러스 질환과 각종 난치병의 자연치유 또는 개선(증상 완화)이다. [치유는 못 되더라도 개선(증상 완화)의 효과만 봐도 감격해야 할 난치병이 많다.]

한편, 이 책의 처방을 성실하게 실천했는데도 불구하고 안타깝게도 개선(증상 완화)의 효과조차 볼 수 없는 경우도 있을 수 있다. 나의 처방능력 부족 탓이거나 때를 놓친 탓이다.

처방의 보편적 기본

보편적 '기본'이 핵심이고 중심이며 본질이다. 세상만사 보편적 '기본'으로 돌아가면 해결책이 나온다. 코로나19 바이러스 질환과 각종 난치병의 자연치유와 개선(증상 완화)을 원한다면, 반드시 귀의해야 할 보편적 '기본'이 있다. 생명을 주재하는 보편적 기본원리(음양조화원리)와 생명나눔(수혈요법)의 생명안전성을 보장하는 보편적 기준(혈액형)이다.

이 책은 오로지 동서의학의 '기본'[한의학의 기본원리(음양조화원리)와 서양의학의 기본정보(혈액형)]에만 귀의하여 처방을 도출했다. 이 책의 처방은 생명을 주재하는 보편적 기본원리(음양조화원리)를, 혈액형에 내재하는 음양정보에 따라 객관적으로 구현한 처방이다.

이 책의 처방은 혈액형별맞춤식이요법이 중심이다. 다른 방법으로 안 되는 각종 질병의 치유와 개선(증상 완화)을 원한다면, 먹어야 할 것이 혈액형에 따라 다르다는 것을 명심해야 한다. 비유하자면, 가솔린 엔진에 가솔린을 넣고 디젤 엔진에 디젤을 넣는 것과 같다.

다른 방법으로 안 되는 각종 질병의 치유와 개선(증상 완화)을 원한다면, 빠져나갈 구멍은 없다. 반드시 지켜야 한다. 지키면 지키는 만큼 우리의 몸은 기특한 보답을 한다. 건강할 때는 골고루 다 먹어도 된다. 탈이 나면 혈액형에 따라 편식(偏食)을 해야 한다.

이 책의 처방을 실천하면 인체 엔진 시스템(오장육부)이 제대로 작동하고 맑은 기혈이 생성된다. 그 맑은 기혈은 온몸을 순환하면서 세포의 자양분이 되고 아울러 면역력(생명력, 자연치유력)의 근원물질로 작동한다.

의학의 해결책(백신과 치료약)이 없는 경우 이 책의 처방을 실천하면, 인체는 면역력(생명력, 자연치유력)을 발동하여, 스스로 자연치유와 개선(증상 완화)을 한다.

각종 질병에서 빨리 회복하려면, 이 책의 처방에서 언급하지 않은 먹을거리는 섭취하지 말아야 한다. 그리고 이 책의 처방에 나오는 먹을거리도 다 먹으려 하지 말고, 뱃속을 가장 편안하게 해주는 것을 골라서 꾸준히 섭취하기를 권한다.

(1) 혈액형 A형의 면역력(생명력, 자연치유력) 강화 섭생처방

모든 질병의 증상이 심한 경우, 저녁 단식을 실천하면, 치유 및 개선(증상완화)에 큰 도움이 된다.

혈액형별맞춤면역력(생명력, 자연치유력)강화 섭생처방의 적용범위는 무엇인가?

코로나19 바이러스 질환뿐 아니라, 다른 방법으로 안 되는 각종 질병의 자연치유 및 개선(증상완화)을 위해 적용할 수 있다. 그리고 암과의 화해와 공존, 뇌력향상, 스포츠능력향상 및 부상회복촉진, 미용 등을 위해서도 적용할 수 있다.

난치병에 걸리면 한국인은 전통발효식품인 된장과 김치에 집착한다. 그런데 혈액형 A형과 혈액형 B형은, 된장(된장뿐만 아니라 콩으로 만든 모든 식품)과 배추김치, 양배추김치, 오이김치, 들깨김치를 즐겨 먹으면 건강회복과 건강유지에 손해다. 음양조화가 되지 않기 때문이다.

투병 중이지만 된장 없이는 살지 못하는 혈액형 A형과 혈액형 B형을 위해, 본서는 (억지로) 소고기된장찌개를 처방했다. 김치는 (표고버섯과 쌀가루나 찹쌀가루로 만든 육수를 사용하고, 양파와 마늘과 고춧가루와 생강을 넉넉히 넣고 만든) 무김치, 열무김치, 부추김치가 좋다. 음양조화가 되기 때문이다.

아래의 처방은, 혈액형 A형과 음양조화를 이루는 처방이다. (『영혼이 있는 동서의학융합과학』의 처방을 요약한 내용이다.)

① 약차처방

식사 후 1시간 지나 복용한다. 복용량은 1회 150~200ml로 하되, 뱃속이 편한 범위 내에서 조절한다.

둥굴레, 맥문동, 도라지, 오미자, 표고버섯 각 15그램을 물 2리터에 넣어, 잘 우러나게 중불로 진하게 달여서, 하루 3회 나누어 복용한다.

② 음료처방

식후 2시간 정도 지나서 따뜻한 온도로 마신다. 이것저것 다 마시지 말고 하루에 한 가지씩 골라 마시되, 그 중에서 뱃속을 가장 편안하게 해주는 음료를 즐겨 마신다.

분량은 뱃속이 평안한 수준으로 매일 조절한다. 땀을 많이 흘린 날엔 분량이 늘어날 것이고, 땀을 많이 흘리지 않은 날엔 분량이 줄어들 것이다.

같은 분량의 율무와 조를 볶아서 적당한 농도로 끓인 곡식차를 평소의 음료로 즐겨 마신다. (건더기는 버리지 말고 식사 때 밥 대신 먹는다.)

율무잡곡밥[율무, 쌀(현미), 조, 수수, 찹쌀], 둥굴레로 만든 감주(甘酒)는 금상첨화의 처방이다.

밤꿀 또는 토종꿀 + 화분차(花粉茶), 오미자차, 도라지차, 매실차, 허브티(케모마일, 레몬밤)도 좋다.

과일즙(수박즙, 파인애플즙, 토마토즙, 블루베리즙)도 좋다.

우유로 만든 요구르트, 산양유로 만든 요구르트도 좋다.
커피, 녹차, 홍차, 보이차는 피할 것.
③ 식이요법처방
코로나19와 각종 바이러스 질환뿐만 아니라 모든 질병에서 빨리 벗어나려면 식용유, 화학첨가제, 화학조미료가 들어간 요리는 먹지 말아야 한다. 그리고 반찬은 간단하게 1~3가지만 먹는 것이 좋다.

A형

〈주식(主食)〉

혈액형 A형이, 코로나19 바이러스 질환 등 모든 질병에서 빨리 벗어나려면, 주식(主食)을 쌀밥에서 율무잡곡밥으로 바꿔야 한다.

혈액형 A형의 면역력을 강화할 수 있는 밥은 쌀밥이 아니라, 율무잡곡밥[율무, 쌀 또는 현미, 조, 수수, 찹쌀을 같은 비율로 섞고 밤, 표고버섯을 가미하여 지은 밥]이다. 밥을 먹지 못하는 경우에는, 이들 재료로 잡곡 죽 또는 잡곡 미음을 만들어 먹으면 된다.

[혈액형 A형 아기들이 분유 대용식이 필요한 경우, 율무잡곡밥을 말린 것을 가루로 만들어 물에 타 먹이면 건강에 좋다. 혈액형 A형 아기들의 이유식(離乳食)도 마찬가지다.]

건강 떡(쌀, 조, 찹쌀, 호두, 아몬드, 잣을 적당히 섞어 만든 떡)+ 우유나 산양유로 만든 요구르트를 주식으로 삼아도 훌륭한 식이요법이 된다. 인절미를 만들 때는 설탕을 많이 넣지 말 것. 설탕의 단맛보다 곡식 본연의 구수한 맛이 건강에 좋다.

건강 빵[토종 밀(조금), 쌀(많이), 조, 옥수수, 호두, 아몬드, 잣, 효모로 만든 빵] + 우유나 산양유로 만든 요구르트를 주식으로 삼아도 훌륭한 식이요법이 된다.

(빵을 만들 때 우유와 계란은 넣지 말 것. 빵을 만들 때 설탕도 많이 넣지 말 것. 설탕의 단맛보다 곡식 본연의 구수한 맛이 건강에 좋다.)

쨈은 복숭아 쨈, 자두 쨈, 살구 쨈, 블루베리 쨈을 사용할 것.

〈반찬〉

반찬 중 국거리는 국물을 최대한 적게 할 것.

소금은 반드시 구운 천일염이나 간수가 빠진 천일염을 사용해야 한다. 죽염이나 함초소금을 사용하면 훨씬 더 좋다.

맛 간장 : 전통간장에 표고버섯가루, 마늘가루, 양파가루, 김가루, 톳가루, 쌀조청을 가미하면 혈액형 A형과 혈액형 B형에게 좋은 맛 간장이 된다.

맛 고추장 : 전통 쌀 고추장이나 찹쌀고추장에 표고버섯가루, 마늘가루, 양파가루, 김가루, 톳가루, 쌀조청을 가미하면 혈액형 A형과 혈액형 B형에게 좋은 맛 고추장이 된다.

쌀조청, 옥수수조청, 도라지조청, 오미자조청, 생강조청

쌀식초, 파인애플식초, 오미자식초

토하젓(민물새우젓)

옥수수식용유, 올리브식용유, 카놀라유(면역력을 강화하려면 식용유 사용은 피하는 것이 좋다.)

참기름

A형

우유(牛乳)로 만든 치즈, 버터, 크림

소고기요리(수육, 구이, 육개장, 선짓국 등)

소고기김국(소고기, 김, 마늘, 고춧가루, 소금)

소고기된장찌개(소고기, 된장, 마늘, 고추, 양파, 버섯, 부추 또는 미나리)

추어탕(미꾸라지, 무시래기, 토란줄기, 부추 또는 미나리, 마늘, 고추)

김구이(기름을 바르지 않고 구운 김이 좋다.)

김치(무김치, 열무김치, 부추김치, 갓김치, 미나리김치, 쪽파김치)

맛고추장새싹무침(벼싹, 율무싹, 수수싹, 조싹, 옥수수싹, 무싹, 열무싹)

맛간장중심장아찌 [맛간장, 설탕, 파인애플식초 또는 쌀식초, 소주 + 각종 채소(도라지, 매실, 무, 비트, 마늘, 마늘줄기, 양파, 고추, 파프리카, 산마늘, 연근, 당근, 부추, 미나리, 쪽파, 곰취)]

맛간장중심조림(맛간장, 연근, 도라지, 더덕, 감자, 당근, 고추, 마늘, 마늘줄기, 소고기)

톳무침 또는 파래무침(톳 또는 파래, 무, 양파, 당근, 마늘, 쌀식초, 소금, 설탕, 고춧가루)

다슬기무침, 재첩무침, 논고동무침 (다슬기 또는 재첩 또는 논고동, 양파, 당근, 마늘, 쌀식초, 소금, 설탕, 고춧가루)

나물무침(당근, 무, 양파, 달래, 열무, 미나리, 부추, 취나물, 무시래기, 쑥갓, 브로콜리, 민들레, 참비름, 고사리, 머위줄기, 치커리, 샐러리)

〈과일〉

수박, 복숭아, 자두, 살구, 토마토, 파인애플

〈수분 섭취법〉

식사 후 2시간 지나 공복 때 순수한 물이나 이 책에서 처방한 음료를 섭취할 것. 음료는 따뜻하게 마시는 것이 좋다. 분량은 뱃속이 편안한 범위 내에서 매일 조절한다. (혈액형 A형과 B형이, 물 2리터를 매일 의무적으로 마시면, 소화기장애 등 각종 질병이 발생한다.)

아침 식전을 비롯하여 매끼 식사 전에는 물을 절대 마시지 말 것. 식사 때 물기가 많은 반찬은 건더기만 건져 먹을 것.

〈식사량〉

배부름을 느끼기 직전에 숟가락을 놓는 것이 좋다. 음식을 위장의 70% 정도 섭취하면 인체의 소화 흡수율이 최상이 되고, 인체의 자정력(自淨力, 자연치유력=생명력=면역력)도 활성화된다.

인체의 자정력(自淨力, 자연치유력=생명력=면역력)을 최상으로 강화하려면, 저녁 단식을 실천하면 금상첨화다. 저녁 단식이란, 저녁식사 대신에 순수한 물만 마시는 것이다. 저녁 식사 대신 혈액형별맞춤 약차나 음료 또는 과일을 섭취해도 좋다. 순수한 물, 약차, 음료, 과일 중 자신의 뱃속을 가장 평안하게 하는 것을 골라 저녁식사 대신 섭취하면 된다.

저녁 단식은 자정력(自淨力, 자연치유력=생명력=면역력) 강화뿐만 아니라 각종 난치병의 치유와 개선(증상 완화), 그리고 악성 비만 해결 등에 특효를 낸다. (저녁단식의 배고픔은 1주일이면 적응되어 편해진다.)

A형

④ 목욕처방

목욕의 마무리는 반드시 온탕에서 (기분이 좋을 정도로) 머물다가 나온다. 샤워 마무리도 온수로 (기분이 좋을 정도로) 한다.

⑤ 땀 흘리기 요법

혈액형 A형은 매일, 땀을 흠뻑 흘리는 운동이나 일을 하면 만병에 좋다.

[운동이나 일을 할 때는 방향성(전후, 좌우)이 중요하다. 만약 왼쪽으로 허리를 돌리면 아프고 오른쪽으로 허리를 돌리면 아프지 않은 경우, 오른쪽으로만 허리를 돌려야 한다. 운동이나 일을 할 때, 안 아픈 방향으로만 움직여야 회복이 빠르다는 뜻이다. 그러다가 좌우 또는 전후 모든 방향의 느낌이 비슷해지면 균등하게 하면 된다.]

노약자는 땀이 기분 좋게 날 정도로 걷는 운동이 좋다. (걷는 방법은, 반드시 가슴을 펴고 보폭을 크게 하여 성큼성큼 걸어야 한다. 종종걸음으로 보폭이 좁게 걸으면 별 효과가 없다.)

땀을 흘린 후에 갈증이 일어나면 냉수를 벌컥벌컥 마실 것이 아니라, 앞에서 설명한 음료 처방을 따르되, 따뜻한 온도로 마시는 것이 좋다.

⑥ 음양조화원리의 객관적 구현 없이 일률적으로 시행되는 서양의학의 혈관수액요법, 식도영양요법, 해열제요법은 서양의학이 과학으로 자리 잡지 못하는 결정적 이유 중의 하나다. 이들 요법을 과학적으로 시행할 수 있는 방법은 무엇인가?

음양조화원리의 객관적 구현 없이 일률적으로 시행하는 서양의학의 혈관수액요법(포도당, 생리식염수 등)은 혈액형별로 주의하면서 실시해야 한다. 혈관에 주사하는 수액은 간이나 심장과 직통하므로, 효과와 부작용이 생명안전성과 직결된다.

혈액형 A형과 B형은 위급한 진짜 탈수현상 이외에는 수액요법의 절제가 필요하다. 음양조화원리의 객관적 구현이 없는 서양의학의 일률적인 수액요법, 그것은 혈액형 A형과 B형에게 쇼크 증상과 병세 악화의 요인이 될 수 있다.

음양조화원리의 객관적 구현 없이 일률적으로 투여하는 서양의학의 식도영양요법의 부작용도 다양하고 심각하다. 서양의학의 일률적인 식도영양요법을 진짜 과학적으로 하려면 어떻게 해야 할까? 영양요법의 재료를 이 책의 처방대로 혈액형별로 골라서 선택하여 제품을 제조하고 투여하면 된다.

음양조화원리의 객관적 구현 없이 일률적으로 시행하는 서양의학의 해열제요법의 부작용도 다양하고 심각하다. 인체에 열이 나는 이유는 무엇인가? 인체의 면역력(생명력, 자연치유력)이 인체에 침입한 바이러스 등의 외적과 전쟁을 하기 때문에 열이 발생한다. 이때 서양의학의 해열제를 투여하거나 냉수를 섭취하면, 혈액형 A형은 인체의 면역력(생명력, 자연치유력)이 감퇴되고 인체에 침입한 바이러스 등의 외적은 깊이 숨어들 수 있다. 발열증상의 경우 혈액형 A형은 서양의학의 해열제 투여를 신중하게 해야 한다.

(2) 혈액형 B형의 면역력(생명력, 자연치유력) 강화 섭생처방

모든 질병의 증상이 심한 경우, 저녁 단식을 실천하면, 치유 및 개선(증상완화)에 큰 도움이 된다.

혈액형별맞춤면역력(생명력, 자연치유력)강화 섭생처방의 적용범위는 무엇인가?

코로나19 바이러스 질환뿐 아니라, 다른 방법으로 안 되는 각종 질병의 자연치유 및 개선(증상완화)을 위해 적용할 수 있다. 그리고 암과의 화해와 공존, 뇌력향상, 스포츠능력향상 및 부상회복촉진, 미용 등을 위해서도 적용할 수 있다.

난치병에 걸리면 한국인은 전통발효식품인 된장과 김치에 집착한다. 그런데 혈액형 A형과 혈액형 B형은, 된장(된장뿐만 아니라 콩으로 만든 모든 식품)과 배추김치, 양배추김치, 오이김치, 들깨김치를 즐겨 먹으면 건강회복과 건강유지에 손해다. 음양조화가 되지 않기 때문이다.

투병 중이지만 된장 없이는 살지 못하는 혈액형 A형과 혈액형 B형을 위해, 본서는 (억지로) 소고기된장찌개를 처방했다. 김치는 (표고버섯과 쌀가루나 찹쌀가루로 만든 육수를 사용하고, 양파와 마늘과 고춧가루와 생강을 넉넉히 넣고 만든) 무김치, 열무김치, 부추김치가 좋다. 음양조화가 되기 때문이다.

아래의 처방은, 혈액형 B형과 음양조화를 이루는 처방이다. (『영혼이 있는 동서의학융합과학』의 처방을 요약한 내용이다.)

① 약차처방

식사 후 1시간 지나 복용한다. 복용량은 1회 150~200ml로 하되, 뱃속이 편한 범위 내에서 조절한다.

생강, 인삼 각 30그램을 물 2리터에 넣어, 잘 우러나게 중불로 진하게 달여서, 하루 3회 복용한다. (인삼 대신에 산양산삼을 사용하면 훨씬 더 좋다. 단맛을 내려면 마실 때 토종꿀이나 설탕을 가미하면 된다.)

② 음료처방

식후 2시간 정도 지나서 따뜻한 온도로 마신다. 이것저것 다 마시지 말고 하루에 한 가지씩 골라 마시되, 그 중에서 뱃속을 가장 편안하게 해주는 음료를 즐겨 마신다.

분량은 뱃속이 평안한 수준으로 매일 조절한다. 땀을 많이 흘린 날엔 분량이 늘어날 것이고, 땀을 많이 흘리지 않은 날엔 분량이 줄어들 것이다.

같은 분량의 찹쌀현미와 차조를 볶아서 적당한 농도로 끓인 곡식차를 평소의 음료로 즐겨 마신다. (건더기는 버리지 말고 식사 때 밥 대신 먹는다.)

찹쌀잡곡밥[찹쌀, 현미, 율무, 차조(또는 기장), 찰수수], 생강, 인삼(산양산삼)으로 만든 감주(甘酒)는 금상첨화의 처방이다.

토종꿀 + 화분차花粉茶, 생강차, 레몬차, 허브티(케모마일, 레몬밤)도 좋다.

과일즙(블루베리즙, 복숭아즙, 수박즙, 파인애플즙)도 좋다.
산양유로 만든 요구르트, 우유로 만든 요구르트도 좋다.
커피, 녹차, 홍차, 보이차는 피할 것.

③ 식이요법처방

코로나19와 각종 바이러스 질환뿐만 아니라 모든 질병에서 빨리 벗어나려면 식용유, 화학첨가제, 화학조미료가 들어간 요리는 먹지 말아야 한다. 그리고 반찬은 간단하게 1~3가지만 먹는 것이 좋다.

〈주식(主食)〉

혈액형 B형이 코로나19 바이러스 질환 등 모든 질병에서 빨리 벗어나려면, 주식(主食)을 쌀밥에서 찹쌀잡곡밥으로 바꿔야 한다.

혈액형 B형의 면역력을 강화할 수 있는 밥은 쌀밥이 아니라, 찹쌀잡곡밥[찹쌀 또는 찹쌀현미, 현미, 율무, 차조(또는 기장), 찰수수를 같은 비율로 섞고 호두, 잣을 가미하여 지은 밥]이다.

[밥을 먹지 못하는 경우에는 이들 재료로 잡곡 죽 또는 잡곡미음을 만들어 먹으면 된다. 혈액형 B형 아기들이 분유 대용식이 필요한 경우, 찹쌀잡곡밥을 말린 것을 가루로 만들어 물에 타 먹이면 건강에 좋다. 혈액형 B형 아기들의 이유식(離乳食)도 마찬가지다.]

쑥인절미(쑥, 찹쌀, 차조, 쌀, 호두, 아몬드, 잣, 생강가루를 적당히 섞어 만든 인절미)+ 산양유나 우유로 만든 요구르트를 주식으로 삼아도 훌륭한 식이요법이 된다. (인절미를 만들 때 설탕을 많이 넣지 말 것. 설탕의 단맛보다 곡식 본연의 구수한 맛이 건강에 좋다.)

건강빵[토종 밀(조금), 쌀(많이), 조, 옥수수, 호두, 아몬드, 잣, 효모로 만든 빵] + 산양유나 우유로 만든 요구르트를 주식으로 삼아도 훌륭한 식이요법이 된다.

(빵을 만들 때 우유와 계란은 넣지 말 것. 빵을 만들 때 설탕도 많이 넣지 말 것. 설탕의 단맛보다 곡식 본연의 구수한 맛이 건강에 좋다.)

쨈은 복숭아 쨈, 자두 쨈, 살구 쨈, 블루베리 쨈을 사용할 것.

〈반찬〉
반찬 중 국거리는 국물을 최대한 적게 할 것.
소금은 반드시 구운 천일염이나 간수가 빠진 천일염을 사용해야 한다. 죽염이나 함초소금을 사용하면 훨씬 더 좋다.
맛 간장(전통간장에 표고버섯가루, 마늘가루, 양파가루, 김가루, 톳가루, 쌀조청을 가미하면 혈액형 A형과 혈액형 B형에게 좋은 맛 간장이 된다.)
맛 고추장(전통 쌀 고추장이나 찹쌀고추장에 표고버섯가루, 마늘가루, 양파가루, 김가루, 톳가루, 쌀조청을 가미하면 혈액형 A형과 혈액형 B형에게 좋은 맛 고추장이 된다.)

쌀조청, 옥수수조청, 도라지조청, 오미자조청, 생강조청
쌀식초, 파인애플식초, 오미자식초
토하젓(민물새우젓)
옥수수식용유, 올리브식용유, 카놀라유(면역력을 강화하려면 식용유 사

용은 피하는 것이 좋다.)
　참기름

　꿩고기요리
　닭고기요리(백숙, 볶음탕, 삼계탕 등)
　닭고기김국(닭고기, 김, 마늘, 생강가루, 고춧가루, 소금)
　염소고기(양고기)요리
　오리고기요리
　감자마늘계란국(감자, 마늘, 계란, 생강가루, 소금)
　계란찜, 구운 계란, 삶은 계란
　추어탕(미꾸라지, 무시래기, 토란줄기, 부추 또는 미나리, 마늘, 고추)
　소고기된장찌개(소고기, 된장, 마늘, 고추, 양파, 버섯, 부추 또는 미나리)

　김구이(기름을 바르지 않고 구운 김이 좋다.)
　김치(무김치, 열무김치, 부추김치, 갓김치, 미나리김치, 쪽파김치)
　맛고추장새싹무침(벼싹, 율무싹, 수수싹, 조싹, 옥수수싹, 무싹, 열무싹)
　맛간장중심장아찌 [맛간장, 설탕, 파인애플식초 또는 쌀식초, 소주 + 각종 채소(도라지, 매실, 무, 비트, 마늘, 마늘줄기, 양파, 고추, 파프리카, 산마늘, 연근, 당근, 부추, 미나리, 쪽파, 곰취)]
　맛간장중심조림(맛간장, 연근, 도라지, 더덕, 감자, 당근, 마늘, 마늘줄기, 삶은 계란)
　톳무침 또는 파래무침(톳 또는 파래, 무, 양파, 당근, 마늘, 쌀식초, 소금, 설탕, 고춧가루)

다슬기무침, 재첩무침, 논고둥무침 (다슬기 또는 재첩 또는 논고둥, 양파, 당근, 마늘, 쌀식초, 소금, 설탕, 고춧가루)

나물무침(당근, 무, 양파, 달래, 열무, 미나리, 부추, 취나물, 무시래기, 쑥갓, 브로콜리)

〈과일〉
블루베리, 복숭아, 수박, 토마토, 파인애플,

〈수분 섭취법〉
식사 후 2시간 지나 공복 때 순수한 물이나 본서가 처방한 음료를 섭취할 것. 반드시 따뜻하게 마실 것!

분량은 뱃속이 편안한 범위 내에서 매일 조절한다. (혈액형 A형과 B형이 물 2리터를 매일 의무적으로 마시면 소화기 장애 등 각종 질병이 발생한다.)

아침 식전을 비롯하여 매끼 식사 전에 물을 마시지 말 것. 식사 때 물기가 많은 반찬은 건더기만 건져 먹을 것.

〈식사량〉
배부름을 느끼기 직전에 숟가락을 놓는 것이 좋다. 음식을 위장의 70% 정도 섭취하면 인체의 소화 흡수율은 최상이 되고, 인체의 자정력(自淨力, 자연치유력=생명력=면역력)도 활성화된다.

인체의 자정력(自淨力, 자연치유력=생명력=면역력)을 최상으로 강화하려면, 저녁 단식을 실천하면 금상첨화다. 저녁 단식이란 저녁식사 대신에 순수한 물만 마시는 것이다. 저녁 식사 대신 혈액형별맞춤 약차나 음료 또는 과일을 섭취해도 좋다. 순수한 물, 약차, 음료, 과일 중 자신의 뱃속을 가장 평안하게 하는 것을 골라 저녁식사 대신 섭취하면 된다.

저녁 단식은 자정력(自淨力, 자연치유력=생명력=면역력) 강화뿐만 아니라 각종 난치병의 치유와 개선(증상 완화), 그리고 악성 비만 해결 등에 특효를 낸다. (저녁단식의 배고픔은 1주일이면 적응되어 편해진다.)

④ 목욕처방

목욕의 마무리는 반드시 냉탕에서 (기분이 좋을 정도로) 머물다가 나온다. 샤워 마무리도 냉수로 (기분이 좋을 정도로) 한다.

⑤ 땀 흘리기 요법

혈액형 B형은 땀을 흠뻑 흘리기보다, 매일 땀을 적당히 기분 좋을 정도로 흘리는 운동이나 일을 하면 만병에 좋다.

[운동이나 일을 할 때는 방향성(전후, 좌우)이 중요하다. 만약 왼쪽으로 허리를 돌리면 아프고 오른쪽으로 허리를 돌리면 아프지 않은 경우, 오른쪽으로만 허리를 돌려야 한다. 운동이나 일을 할 때, 안 아픈 방향으로만 움직여야 회복이 빠르다는 뜻이다. 그러다가 좌우와 전후 모든 방향의 느낌이 비슷해지면 균등하게 움직여주면 된다.]

노약자는 땀이 기분 좋게 날 정도로 걷는 운동이 좋다. (걷는 방법은, 반드시 가슴을 펴고 보폭을 크게 하여 성큼성큼 걸어야 한다. 종종걸음으로 보폭이 좁게 걸으면 별 효과가 없다.)

땀을 흘린 후에 갈증이 일어나면 냉수를 벌컥벌컥 마실 것이 아니라,

앞에서 설명한 음료 처방을 따르되, 따뜻한 온도로 마시는 것이 좋다.

⑥ 음양조화원리의 객관적 구현 없이 일률적으로 시행되는 서양의학의 혈관수액요법, 식도영양요법, 해열제요법은 서양의학이 과학으로 자리 잡지 못하는 결정적 이유 중의 하나다. 이들 요법을 과학적으로 시행할 수 있는 방법은 무엇인가?

음양조화원리의 객관적 구현 없이 일률적으로 시행하는 서양의학의 혈관수액요법(포도당, 생리식염수 등)은, 혈액형별로 주의하면서 실시해야 한다. 혈관에 주사하는 수액은, 간과 심장과 직통하므로 효과와 부작용이 생명안전성과 직결된다.

혈액형 A형과 B형은 위급한 탈수현상 이외에는 수액요법의 절제가 필요하다. 음양조화원리의 객관적 구현이 없는 서양의학의 일률적인 수액요법, 그것은 혈액형 A형과 B형에게 쇼크 증상과 병세 악화의 요인이 될 수 있다.

음양조화원리의 객관적 구현 없이 일률적으로 투여하는 서양의학의 식도영양요법의 부작용도 다양하고 심각하다.

서양의학의 일률적인 식도영양요법을 진짜 과학적으로 하려면 어떻게 해야 할까? 영양요법의 재료를, 이 책의 처방대로 혈액형별로 골라 선택하여 제품을 제조하고 투여하면 된다.

음양조화원리의 객관적 구현 없이 일률적으로 시행하는 서양의학의 해열제요법의 부작용도 다양하고 심각하다.

인체에 열이 나는 이유는 무엇인가? 인체의 면역력(생명력, 자연치유력)이 인체에 침입한 바이러스 등의 외적과 전쟁을 벌이기 때문이다

B형

이때 서양의학의 해열제를 투여하거나 냉수를 섭취하면, 혈액형 B형은 인체의 면역력(생명력, 자연치유력)이 감퇴되고 인체에 침입한 바이러스 등의 외적은 깊이 숨어든다. 발열증상의 경우 혈액형 B형은 반드시 온수를 섭취해야 하고, 서양의학의 해열제 투여를 특별히 신중하게 해야 한다.

(3) 혈액형 AB형의 면역력(생명력, 자연치유력) 강화 섭생처방

모든 질병의 증상이 심한 경우, 저녁 단식을 실천하면, 치유 및 개선(증상완화)에 큰 도움이 된다.

혈액형별맞춤면역력(생명력, 자연치유력)강화 섭생처방의 적용범위는 무엇인가?
코로나19 바이러스 질환뿐 아니라, 다른 방법으로 안 되는 각종 질병의 자연치유 및 개선(증상완화)을 위해 적용할 수 있다. 그리고 암과의 화해와 공존, 뇌력향상, 스포츠능력향상 및 부상회복촉진, 미용 등을 위해서도 적용할 수 있다.

난치병에 걸리면 한국인은 전통발효식품인 된장과 김치에 집착한다. 혈액형 AB형과 혈액형 O형은, 된장(된장뿐만 아니라 콩으로 만든 모든 식품)을 즐겨 먹으면 건강회복과 건강유지에 이익이 된다. 김치는 (다시마와 토종밀가루로 만든 육수를 사용하고, 양파와 마늘과 고춧가루와 생강을 적게 넣고 만든) 배추김치, 양배추김치, 오이김치, 들깨김치가 좋다. 음양조화가 되기 때문이다.

아래의 처방은, 혈액형 AB형과 음양조화를 이루는 처방이다. (『영혼이 있는 동서의학융합과학』의 처방을 요약한 내용이다.)

① 약차처방
식사 후 1시간 지나 복용한다. 복용량은 1회 150~200ml로 하되, 뱃속이 편한 범위 내에서 조절한다.
볶은 녹두, 볶은 메밀 각 30그램을 물 2리터에 넣어, 잘 우러나게 중불로 진하게 달여서, 하루 3회 나누어 복용한다.

② 음료처방
식후 2시간 정도 지나서 체온과 비슷한 온도로 맞추어 마신다. 이것저것 다 마시지 말고 하루에 한 가지씩 골라 마시되, 그 중에서 뱃속을 가장 편안하게 해주는 음료를 즐겨 마신다.
분량은 뱃속이 평안한 수준으로 매일 조절한다. 땀을 많이 흘린 날엔 분량이 늘어날 것이고, 땀을 많이 흘리지 않은 날엔 분량이 줄어들 것이다.
같은 분량의 녹두와 메밀을 볶아 적당한 농도로 끓인 곡식차를 평소의 음료로 즐겨 마신다.
쌀녹두메밀밥[쌀, 녹두, 메밀, 보리, 찹쌀(조금)+다시마 육수]으로 만든 감주(甘酒)도 좋다.

아카시꿀차, 크로바꿀차도 좋다.

과일즙(머루즙, 포도즙, 키위즙, 오디즙, 사과즙, 배즙)도 좋다.

녹두 요구르트나 콩 요구르트도 좋다.

원두커피, 녹차, 홍차, 보이차를 적당히 즐겨도 된다.

③ 식이요법처방

코로나19나 각종 바이러스 질환뿐만 아니라 모든 질병에서 빨리 벗어나려면 식용유, 화학첨가제, 화학조미료가 들어간 요리는 먹지 말아야 한다. 그리고 반찬은 간단하게 1~3가지만 먹는 것이 좋다.

〈주식(主食)〉

혈액형 AB형이, 코로나19 바이러스 질환 등 모든 질병에서 빨리 벗어나려면, 주식(主食)을 쌀밥에서 메밀막국수(강원도 봉평메밀막국수)나 우리밀국수(토종밀국수), 또는 토종우리밀보리녹두빵으로 바꾸면 큰 도움이 된다.

국수의 육수는 다시마, 멸치, 새우, 조개 등 해산물로 만드는 것이 좋다. 배추된장국이나 상추된장국을 육수로 삼아 국수를 말아 먹어도 좋다. 고명은 숙주나물, 애호박, 오이, 조갯살, 명태살, 대구살, 새우살을 적절히 이용하면 된다.

혈액형 AB형의 면역력을 강화할 수 있는 밥은 쌀밥이 아니라, 쌀녹두메밀밥[쌀, 녹두, 메밀, 보리, 찹쌀(조금)+다시마육수]이다.

[밥을 먹지 못하는 경우에는 이들 재료로 죽 또는 미음을 만들어 먹으면 된다. 혈액형 AB형 아기들이 분유 대용식이 필요한 경우, 쌀

녹두메밀밥을 말린 것을 가루로 만들어 물에 타 먹이면 건강에 좋다. 혈액형 AB형 아기들의 이유식(離乳食)도 마찬가지다.]

건강빵(토종 밀, 보리, 녹두, 해바라기 씨, 호박씨, 건포도, 효모로 만든 빵) + 녹두나 콩으로 만든 요구르트나 두유를 주식으로 삼으면 훌륭한 식이요법이 된다.

(빵을 만들 때 우유와 계란은 넣지 말 것. 빵을 만들 때 설탕도 많이 넣지 말 것. 설탕의 단맛보다 곡식 본연의 구수한 맛이 건강에 좋다.)

쨈은 포도 쨈, 사과 쨈, 딸기 쨈을 사용할 것.

〈반찬〉

소금은 반드시 구운 천일염이나 간수가 빠진 천일염을 사용해야 한다. 죽염을 사용하면 훨씬 더 좋다.

맛 간장(전통간장에 멸치가루, 새우 가루, 다시마가루를 가미하면 혈액형 AB형과 혈액형 O형에게 좋은 맛 간장이 된다.)

맛 된장(전통된장에 멸치가루, 새우 가루, 다시마가루를 가미하면 혈액형 AB형과 혈액형 O형에게 좋은 맛 된장이 된다.)

포도식초
젓갈(명란젓, 새우젓, 멸치젓, 오징어젓, 조개젓)
콩식용유(면역력을 강화하려면 식용유 사용은 피하는 것이 좋다.)
들깨기름, 들깨가루
혈액형 AB형은 맛 된장에 삶은 오징어, 문어, 꼴뚜기 또는 마른 멸치나 새우 또는 다시마를 찍어먹으면 간단하면서도 훌륭한 반찬이 된다.

바다생선, 굴, 조개, 전복을 이용한 담백한 요리

생선구이(고등어, 갈치, 가자미, 조기 등)

생선회

멸치조림, 새우조림

맛된장새싹무침(오가피싹, 뽕잎싹, 보리싹, 밀싹, 콩싹, 녹두싹, 메밀싹, 고구마싹, 배추싹, 들깨싹)

맛간장가지무침(찐가지, 맛간장)

맛된장찌개(된장, 청국장, 콩비지, 호박, 바다조개, 다시마, 멸치, 새우)

맛된장채소국(된장, 멸치가루나 새우 가루, 다시마가루, 간장, 소금, 채소는 아욱, 근대, 시금치, 상추, 배추, 봄동, 배추시래기, 뽕잎)

맛된장채소무침(뽕잎, 우엉, 고구마줄기, 배추)

맛된장쌈(다시마, 상추, 배추, 양배추, 호박잎, 들깻잎, 청경채)

맛간장미역국(맛간장, 미역황태국, 미역전복국, 미역굴국, 미역조개국, 미역오이채국)

맛간장콩나물국(맛간장, 콩나물황태국, 콩나물조개국)

김치(배추물김치, 배추김치, 양배추김치, 오이김치, 들깻잎김치, 콩잎김치)

맛간장장아찌(오가피잎장아찌, 뽕잎장아찌, 들깻잎장아찌, 콩잎장아찌, 오이장아찌)

호박요리, 군고구마

⟨과일⟩

머루, 다래, 포도, 키위, 사과, 배, 딸기, 산딸기, 참외, 메론, 감, 곶감, 귤, 오렌지, 바나나

⟨수분 섭취법⟩

식사 후 2시간 지나 공복 때 순수한 물이나 이 책에서 처방한 음료를 섭취할 것. 분량은 뱃속이 편안한 범위 내에서 매일 조절할 것. 아침 식전을 비롯하여 매끼 식사 전에는 물을 마시지 말 것.

⟨식사량⟩

배부름을 느끼기 직전에 숟가락을 놓는 것이 좋다. 음식을 위장의 70% 정도 섭취하면 인체의 소화흡수율이 최상이 되고, 인체의 자정력(自淨力, 자연치유력=생명력=면역력)도 활성화된다.

인체의 자정력(自淨力, 자연치유력=생명력=면역력)을 최상으로 강화하려면, 저녁 단식을 실천하면 금상첨화다. 저녁 단식이란 저녁식사 대신에 순수한 물만 마시는 것이다. 저녁 식사 대신 혈액형별맞춤 약차나 음료 또는 과일을 섭취해도 좋다. 순수한 물, 약차, 음료, 과일 중 자신의 뱃속을 가장 평안하게 하는 것을 골라 저녁식사 대신 섭취하면 된다. 저녁 단식은 자정력(自淨力, 자연치유력=생명력=면역력) 강화뿐만 아니라 각종 난치병의 치유와 개선(증상 완화), 그리고 악성 비만 해결 등에 요긴한 처방이다. (저녁 단식의 배고픔은 1주일이면 적응되어 편해진다.)

AB형

④ 목욕처방

목욕의 마무리는 반드시 (기분이 좋을 정도로) 냉탕에서 머물다가 나온다. 샤워 마무리도 냉수로 (기분이 좋을 정도로) 한다.

⑤ 땀 흘리기 요법

혈액형 AB형은 땀을 흠뻑 흘리기보다, 매일 땀을 적당히 기분 좋을 정도로 흘리는 운동이나 일을 하면 만병에 좋다.

[운동이나 일을 할 때는 방향성(전후, 좌우)이 중요하다. 만약 왼쪽으로 허리를 돌리면 아프고 오른쪽으로 허리를 돌리면 아프지 않은 경우, 오른쪽으로만 허리를 돌려야 한다. 운동이나 일을 할 때, 아프지 않은 방향으로만 움직여야 회복이 빠르다는 뜻이다. 그러다가 좌우와 전후 모든 방향의 느낌이 비슷해지면 균등하게 움직여주면 된다.]

노약자는 땀이 기분 좋게 날 정도로 걷는 운동이 좋다. (걷는 방법은, 반드시 가슴을 펴고 보폭을 크게 하여 성큼성큼 걸어야 한다. 종종걸음으로 보폭이 좁게 걸으면 별 효과가 없다.)

땀을 흘린 후에 갈증이 일어나면 냉수를 벌컥벌컥 마실 것이 아니라, 앞에서 설명한 음료 처방을 따르되, 체온과 비슷한 온도로 마시는 것이 좋다.

⑥ 음양조화원리의 객관적 구현 없이 일률적으로 시행되는 서양의학의 혈관수액요법, 식도영양요법, 해열제요법은 서양의학이 과학으로 자리 잡지 못하는 결정적 이유 중의 하나다. 이들 요법을 과학적으로 시행할 수 있는 방법은 무엇인가?

음양조화원리의 객관적 구현 없이 일률적으로 시행하는 서양의학의 혈관수액요법(포도당, 생리식염수 등)은, 혈액형별로 주의하면서 실시해야 한다. 혈관에 주사하는 수액은 간이나 심장과 직통하므로, 효과와 부작용이 생명안전성과 직결된다.

혈액형 AB형은 위급한 진짜 탈수현상 이외에는 수액요법의 절제가 필요하다. 음양조화원리의 객관적 구현이 없는 서양의학의 일률적인 수액요법은 쇼크 증상과 병세 악화의 요인이 될 수 있다.

음양조화원리의 객관적 구현 없이 일률적으로 투여하는 서양의학의 식도영양요법의 부작용도 다양하고 심각하다. 서양의학의 일률적인 식도영양요법을 진짜 과학적으로 하려면 어떻게 해야 할까? 영양요법의 재료를, 이 책의 처방대로 혈액형별로 골라서 선택하여 제품을 제조하고 투여하면 된다.

음양조화원리의 객관적 구현 없이 일률적으로 시행하는 서양의학의 해열제요법의 부작용도 다양하고 심각하다. 인체에 열이 나는 이유는 무엇인가? 인체의 면역력(생명력, 자연치유력)이 인체에 침입한 바이러스 등의 외적과 전쟁을 벌이기 때문에 열이 발생한다. 이때 서양의학의 해열제를 투여하면, 혈액형 AB형에게는, 각종 발열질환의 치유와 개선(증상 완화)에 적중도 50% 정도의 요긴한 처방이 될 수 있다. 의학에서 적중도 50%는 얕볼 수 없는 효율이다.

AB형

(4) 혈액형 O형의 면역력(생명력, 자연치유력) 강화 섭생처방

모든 질병의 증상이 심한 경우, 저녁 단식을 실천하면, 치유 및 개선(증상완화)에 큰 도움이 된다.

혈액형별맞춤면역력(생명력, 자연치유력)강화 섭생처방의 적용범위는 무엇인가?

코로나19 바이러스 질환뿐 아니라, 다른 방법으로 안 되는 각종 질병의 자연치유 및 개선(증상완화)을 위해 적용할 수 있다. 그리고 암과의 화해와 공존, 뇌력향상, 스포츠능력향상 및 부상회복촉진, 미용 등을 위해서도 적용할 수 있다.

난치병에 걸리면 한국인은 전통발효식품인 된장과 김치에 집착한다. 혈액형 AB형과 혈액형 O형은 된장(된장뿐만 아니라 콩으로 만든 모든 식품)을 즐겨 먹으면 건강회복과 건강유지에 이익이 된다. 김치는 (다시마와 토종밀가루로 만든 육수를 사용하고, 양파와 마늘과 고춧가루와 생강을 적게 넣고 만든) 배추김치, 양배추김치, 오이김치, 들깨김치가 좋다. 음양조화가 되기 때문이다.

아래의 처방은, 혈액형 O형과 음양조화를 이루는 처방이다. (『영혼이 있는 동서의학융합과학』의 처방을 요약한 처방이다.)

① 약차처방

식사 후 1시간 지나 복용한다. 복용량은 1회 150~200ml로 하되, 뱃속이 편한 범위 내에서 조절한다.

상백피(뽕나무뿌리껍질), 쥐눈이콩(서목태), 감초, 대추 각 10그램을 물 2리터에 넣어, 잘 우러나게 중불로 진하게 달여서, 하루 3회 나누어 복용한다.

② 음료처방

식후 2시간 정도 지나서 체온과 비슷한 온도로 맞추어 마신다. 이것저것 다 마시지 말고 하루에 한 가지씩 골라 마시되, 그 중에서 뱃속을 가장 편안하게 해주는 음료를 즐겨 마신다. 분량은 뱃속이 평안한 정도로 매일 조절한다.

(땀을 많이 흘린 날은 분량이 늘어날 것이고, 땀을 많이 흘리지 않은 날은 분량이 줄어들 것이다.)

보리차나 뽕잎차 또는 감나무잎차를 평소의 음료로 즐겨 마신다.

쌀보리콩밥[쌀+보리+토종 밀+완두콩+찹쌀(조금)+다시마육수]으로 만든 감주(甘酒)도 좋다.

아카시꿀차, 크로바꿀차도 좋다.

과일즙(오디즙, 사과즙, 배즙, 포도즙, 머루즙)도 좋다.

원두커피, 녹차, 홍차, 보이차를 적당히 즐겨도 된다.

콩 요구르트나 녹두 요구르트도 좋다.

O형

③ 식이요법처방

코로나19나 각종 바이러스 질환뿐만 아니라 모든 질병에서 빨리 벗어나려면 식용유, 화학첨가제, 화학조미료가 들어간 요리는 먹지 말아야 한다. 그리고 반찬은 간단하게 1~3가지만 먹는 것이 좋다.

〈주식(主食)〉

혈액형 O형이 코로나19 바이러스 질환 등 모든 질병에서 빨리 벗어나려면, 주식(主食)을 쌀밥에서 우리밀국수(토종밀국수)나 메밀막국수(강원도 봉평메밀막국수), 또는 토종밀보리완두콩빵으로 바꾸면 큰 도움이 된다.

(국수의 육수는 다시마, 멸치, 새우, 조개 등 해산물로 만드는 것이 좋다. 아욱된장국이나 상추된장국을 육수로 삼아 국수를 말아 먹어도 좋다. 고명은 애호박, 오이, 우엉, 조개살, 명태살, 대구살, 새우살, 돼지고기수육을 적절히 이용하면 된다. 들깨콩국수도 매력적인 메뉴다.)

혈액형 O형의 면역력을 강화할 수 있는 밥은, 쌀밥이 아니라 쌀보리콩밥[쌀+보리+토종 밀+완두콩+찹쌀(조금)+다시마육수]이다.

[밥을 먹지 못하는 경우에는 이들 재료로 죽 또는 미음을 만들어 먹으면 된다. 혈액형 O형 아기들이 분유 대용식이 필요한 경우, 쌀보리콩밥을 말린 것을 가루로 만들어 물에 타 먹이면 건강에 좋다. 혈액형 O형 아기들의 이유식(離乳食)도 마찬가지다.]

건강빵(토종 밀, 보리, 귀리, 완두콩, 해바라기 씨, 호박씨, 곶감, 효모로 만든 빵) + 콩으로 만든 요구르트나 두유를 주식으로 삼으면 훌륭한 식이요법이 된다.

(빵을 만들 때 우유와 계란은 넣지 말 것. 빵을 만들 때 설탕도 많이 넣지 말 것. 설탕의 단맛보다 곡식 본연의 구수한 맛이 건강에 좋다.)

쨈은 포도 쨈, 사과 쨈, 딸기 쨈을 사용할 것.

〈반찬〉

소금은 반드시 구운 천일염이나 간수가 빠진 천일염을 사용해야 한다. 죽염을 사용하면 훨씬 더 좋다.

맛 간장(전통간장에 멸치가루, 새우 가루, 다시마가루를 가미하면 혈액형 AB형과 혈액형 O형에게 좋은 맛 간장이 된다.)

맛 된장(전통된장에 멸치가루, 새우 가루, 다시마가루를 가미하면 혈액형 AB형과 혈액형 O형에게 좋은 맛 된장이 된다.)

감식초, 사과식초, 포도식초

젓갈(명란젓, 새우젓, 멸치젓, 오징어젓, 조개젓)

콩식용유(면역력을 강화하려면 식용유 사용은 피하는 것이 좋다.)

들깨기름, 들깨가루

돼지고기요리(수육, 구이, 찌개 등)

혈액형 O형도 맛 된장에 삶은 오징어, 문어, 꼴뚜기 또는 마른 멸치나 새우 또는 다시마를 찍어먹으면 훌륭한 반찬이 된다.

바다생선, 굴, 멍게, 조개, 전복을 이용한 담백한 요리

생선구이(고등어, 갈치, 가자미, 조기 등)

생선회

우엉멸치새우조림(맛간장, 우엉, 멸치, 새우, 콩식용유)

맛된장새싹무침(뽕잎싹, 보리싹, 밀싹, 콩싹, 녹두싹, 메밀싹, 고구마싹, 배추싹, 들깨싹, 오가피싹)

맛간장가지무침(찐가지, 맛간장)

맛된장찌개(된장, 청국장, 콩비지, 호박, 바다조개, 다시마, 멸치, 새우)

맛된장채소국(된장, 멸치가루나 새우 가루, 다시마가루, 간장, 소금, 채소는 아욱, 근대, 시금치, 상추, 배추, 봄동, 배추시래기, 뽕잎)

맛된장채소무침(뽕잎, 우엉, 고구마줄기, 배추)

맛된장쌈(다시마, 상추, 배추, 양배추, 호박잎, 들깻잎, 청경채)

맛간장미역국(맛간장, 미역황태국, 미역전복국, 미역굴국, 미역조개국, 미역오이채국)

맛간장콩나물국(맛간장, 콩나물황태국, 콩나물조개국)

김치(배추물김치, 배추김치, 양배추김치, 오이김치, 들깻잎김치, 콩잎김치)

맛간장장아찌(뽕잎장아찌, 들깻잎장아찌, 콩잎장아찌, 오이장아찌)

호박요리, 군고구마

O형

〈수분 섭취법〉

식사 후 2시간 지나 공복 때 순수한 물이나 이 책에서 처방한 음료를 섭취할 것. 분량은 뱃속이 편안한 범위 내에서 매일 조절한다.

아침 식전을 비롯하여 매끼 식사 전에는 물을 마시지 말 것.

〈과일〉

오디, 딸기, 산딸기, 사과, 배, 참외, 메론, 포도, 키위, 감, 곶감, 귤, 오렌지, 바나나.

〈식사량〉

배부름을 느끼기 직전에 숟가락을 놓는 것이 좋다. 음식을 위장의 70% 정도 섭취하면 인체의 소화흡수율이 최상이 되고, 인체의 자정력(自淨力, 자연치유력=생명력=면역력)도 활성화된다.

인체의 자정력(自淨力, 자연치유력=생명력=면역력)을 최상으로 강화하려면, 저녁 단식을 실천하면 금상첨화다. 저녁 단식이란 저녁식사 대신에 순수한 물만 마시는 것이다. 저녁 식사 대신 혈액형별맞춤 약차나 음료 또는 과일을 섭취해도 좋다. 순수한 물, 약차, 음료, 과일 중 자신의 뱃속을 가장 평안하게 하는 것을 골라 저녁식사 대신 섭취하면 된다. 저녁 단식은 자정력(自淨力, 자연치유력=생명력=면역력) 강화뿐만 아니라 각종 난치병의 치유와 개선(증상 완화), 그리고 악성 비만 해결 등에 요긴한 처방이다. (저녁단식의 배고픔은 1주일이면 적응되어 편해진다.)

④ 목욕처방

목욕의 마무리는, 반드시 온탕에서 (기분이 좋을 정도로) 머물다가 나온다. 샤워 마무리도 온수로 (기분이 좋을 정도로) 한다.

⑤ 땀 흘리기 요법

혈액형 O형은 매일, 땀을 흠뻑 흘리는 운동이나 일을 하면 만병에 좋다.

[운동이나 일을 할 때는 방향성(전후, 좌우)이 중요하다. 만약 왼쪽으로 허리를 돌리면 아프고 오른쪽으로 허리를 돌리면 아프지 않은 경우, 오른쪽으로만 허리를 돌려야 한다. 운동이나 일을 할 때, 아프지 않은 방향으로만 움직여야 회복이 빠르다는 뜻이다. 그러다가 좌우와 전후 모든 방향의 느낌이 비슷해지면 균등하게 움직여주면 된다.]

노약자는 땀이 기분 좋게 날 정도로 걷는 운동이 좋다. (걷는 방법은, 반드시 가슴을 펴고 보폭을 크게 하여 성큼성큼 걸어야 한다. 종종걸음으로 보폭이 좁게 걸으면 별 효과가 없다.)

땀을 흘린 후에 갈증이 일어나면 냉수를 벌컥벌컥 마실 것이 아니라, 앞에서 설명한 음료 처방을 따르되, 체온과 비슷한 온도로 마시는 것이 좋다.

⑥ 음양조화원리의 객관적 구현 없이 일률적으로 시행되는 서양의학의 혈관수액요법, 식도영양요법, 해열제요법은 서양의학이 과학으로 자리 잡지 못하는 결정적 이유 중의 하나다. 이들 요법을 과학적으로 시행할 수 있는 방법은 무엇인가?

음양조화원리의 객관적 구현 없이 일률적으로 시행하는 서양의학의 혈관수액요법(포도당, 생리식염수 등)은 혈액형별로 주의하면서 실시해야 한다. 혈관에 주사하는 수액은 간이나 심장과 직통하므로, 효과와 부작용이 생명안전성과 직결된다.

혈액형 O형은, 위급한 진짜 탈수현상 이외에는 수액요법의 절제가 필요하다. 음양조화원리의 객관적 구현이 없는 서양의학의 일률

O형

적인 수액요법, 그것은 혈액형 O형에게 쇼크증상과 병세악화의 요인이 될 수 있다.

음양조화원리의 객관적 구현 없이 일률적으로 투여하는 서양의학의 식도영양요법의 부작용도 다양하고 심각하다. 서양의학의 일률적인 식도영양요법을 진짜 과학적으로 하려면 어떻게 해야 할까? 영양요법의 재료를, 이 책의 처방대로 혈액형별로 골라 선택하여 제품을 제조하고 투여하면 된다.

음양조화원리의 객관적 구현 없이 일률적으로 시행하는 서양의학의 해열제요법의 부작용도 다양하고 심각하다. 인체에 열이 나는 이유는 무엇인가? 인체의 면역력(생명력, 자연치유력)이 인체에 침입한 바이러스 등의 외적과 전쟁을 벌이기 때문에 열이 발생한다. 이때 서양의학의 해열제를 투여하면, 혈액형 O형에게는, 각종 발열 질환의 치유와 개선(증상 완화)에 요긴한 처방이 될 수 있다.

4. 한의학 전문가를 위한 혈액형별맞춤면역력(자연치유력, 생명력) 강화 침법(鍼法)

'혈액형별맞춤면역력(자연치유력, 생명력) 강화 침법(鍼法)'은 코로나 19 바이러스 질환이나 다른 방법으로 안 되는 각종 질병의 치유와 개선(증상 완화)을 위해 활용될 수 있다.

혈액형 A형의 면역력(자연치유력, 생명력) 강화 침법(鍼法)

사(瀉) ; 태백(太白), 태연(太淵)
보(補) ; 상양(商陽), 여태(厲兌)

혈액형 B형의 면역력(자연치유력, 생명력) 강화 침법(鍼法)

사(瀉) ; 통곡(通谷), 전곡(前谷)
보(補) ; 소부(少府), 연곡(然谷)

혈액형 AB형의 면역력(자연치유력, 생명력) 강화 침법(鍼法)

사(瀉) ; 상양(商陽), 여태(厲兌)
보(補) ; 태백(太白), 태연(太淵)

혈액형 O형의 면역력(자연치유력, 생명력) 강화 침법(鍼法)

사(瀉) ; 소부(少府), 연곡(然谷)
보(補) ; 통곡(通谷), 전곡(前谷)

제3부 혈액형별맞춤면역요법 의론(醫論)

1. 인간과 바이러스, 그리고 패러다임을 전환해야 할 의학

인간은 절대 단독으로 생존할 수 없다. 인간의 체외(體外)에 공존의 대상(각종 동식물과 곤충, 지렁이, 땅강아지 그리고 각종 미생물 등)이 무진장이듯이, 인간의 체내(體內)에도 공존의 대상[유산균(乳酸菌)을 비롯한 각종 미생물]이 무진장이다.

미생물인 바이러스는 종족 보존을 위해 필사적으로 살아있는 숙주(宿主)에게 깃들고, 아울러 그 숙주가 죽기를 바라지 않는다. 인간도 바이러스의 숙주가 된다. 인간에게 깃든 바이러스는 숙주인 인간이 쉽게 죽는 것을 바라지 않는다.

바이러스의 정체

바이러스는 일반적으로 핵산과 단백질 분자로 구성되어 있다. 바이러스가 인체를 침범했을 때, 약으로 바이러스를 죽이려면 인체 세포의 핵산과 단백질 분자도 파괴될 수 있다. 그러므로 바이러스를 인체에서 죽이는 약을 개발하는 것은 난제다. 바이러스를 이겨낼 수 있는 최선책은 인체의 면역력(免疫力, immunity : 자연치유력, 생명력)을 활용하는 것이다.

바이러스의 특징은 무엇인가?

바이러스는 미생물(微生物, micro-organism)의 일종이다. 미생물에는 박테리아(세균, 細菌), 곰팡이(진균, 眞菌), 바이러스의 세 가지가 있다.

바이러스는 다른 미생물[박테리아(세균), 곰팡이(진균)]과는 달리 스스로 영양을 섭취하고 소화시켜 에너지를 만드는 물질대사(物質代謝)를 하지 않는다. 그런데 바이러스도 번식을 한다. 번식을 위해 바이러스는 반드시 살아있는 다른 생명체의 세포에 깃들어야 한다. 바이러스가 깃들 수 있는 생명체를 숙주[宿主 또는 기주(寄主, host)]라고 한다. 바이러스는 그 숙주가 살아야 자신도 번식할 수 있는 생명이다. 바이러스는 종족 보존을 위해 필사적으로 살아있는 숙주에게 깃들고, 아울러 그 숙주가 죽기를 바라지 않는다. 이것이 바이러스의 특징이다.

바이러스의 숙주는 모든 생명체[인간, 동물, 식물, 박테리아(세균), 곰팡이(진균)]이다. 박테리아(세균)를 숙주로 하는 바이러스를 박테리오파지(bacteriophage) 또는 줄여서 파지(phage)라고 한다.

곰팡이(진균)를 죽이는 약은 살균제(殺菌劑)라고 한다. 세균(박테리아)을 억제하는 약은 항생제(抗生劑)라고 한다.

세균(박테리아)을 억제하는 항생제의 시초는 플레밍이 푸른곰팡이에서 추출한 페니실린이다. 항생제를 남용하면 항생제에 대해 내성

(耐性)이 생긴 세균, 슈퍼박테리아가 나타난다. 한국은 항생제 남용이 심하다.

바이러스를 죽이는 살(殺)바이러스제(劑, viricide)는 없는가?

바이러스는 일반적으로 핵산과 단백질 분자로 구성되어 있다. 바이러스가 인체를 침범했을 때, 약으로 바이러스를 죽이려면 인체 세포의 핵산과 단백질 분자도 파괴될 수 있다. 그러므로 바이러스를 인체에서 죽이는 약을 개발하는 것은 난제다. 바이러스를 이겨낼 수 있는 최선책은 인체의 면역력(免疫力, immunity : 자연치유력, 생명력)을 활용하는 것이다.

인체에서 면역력이 작동하는 양상은 '비특이적 면역반응(非特異的 免疫反應, non-specific immunity)'과 '특이적 면역반응(特異的 免疫反應, specific immunity)' 두 가지다.

비특이적 면역반응이란 무엇인가?

인체를 침범한 것들을 백혈구(白血球, leucocyte)가 이것저것 가리지 않고 모두 잡아먹는 면역반응이다.

특이적 면역반응이란 무엇인가?

항원(抗原, antigen)-항체(抗體, antibody) 반응이다. 특이적 면역반응(항원-항체반응)은 코로나19를 비롯한 각종 바이러스 질환에 해당하는 면역반응이다. 이 경우 항원은 인체를 침범한 코로나19를 비롯한 각종 바이러스이고, 항체는 인체의 B-임파구(B-lymphocyte)가 만드는 면역단백질(immunoglobulin) 분자다.

특이적 면역반응(항원-항체반응)의 특징은 무엇인가?

특이적 면역반응(항원-항체반응)은 단백질반응이다. 항원, 즉 인체를 침범한 바이러스의 외막[外膜, 지질이중막(脂質二重膜)] 속의 당단백질(糖蛋白質, glicoprotein)에 대해서 인체가 특별한 단백질분자(면역단백질분자), 즉 항체를 만들어 대항하는 것이 특이적 면역반응(항원-항체반응)이다.

항원과 항체는 모두 단백질이 핵심이다. 항체를 이루는 면역단백질 분자는 한 가지 특정한 항원의 단백질에만 맞춤 작동한다.

모든 생물체의 막(膜)은 지질이중막(脂質二重膜, lipid bilayer)이다. 인체를 침범하는 바이러스 중 일부는 핵산과 단백질 분자 외에 지질이중막이라는 외막(外膜envelope)을 가진다. 이 외막에 특별한 단백질, 즉 당단백질(糖蛋白質, glicoprotein)이 분포한다. 이러한 구조를 지닌 바이러스가 인체를 침범하면, 인체는 바이러스의 외막에 있는 당단백질을 항원으로 삼고 여기에 대항하는 특별한 단백질 항체를 만들어 바이러스를 물리친다. 이것이 인체의 특이적 면역반응(항원-항체반응)이다.

인체에는 수많은 항원에 대해 얼마든지 맞춤 항체를 만들 수 있는 유전자은행이 내재한다. 인체의 면역력은 무진장하다.

(이재열.『바이러스는 과연 적인가?』. 경북대학교출판부, PP.27~33.)

코로나19 바이러스처럼 인간을 숙주로 삼는 바이러스가 출현한 경우, 인간은 누구나 그 바이러스에 감염될 수 있다. 그런데 바이러스에 감염되었다고 해서 누구나 모두 바이러스 질환에 걸려 고생하는가? 아니다.

바이러스 질병으로 고생하는 3가지 경우

바이러스에 감염되어 바이러스 질병으로 고생하는 경우는 다음의 세 가지다.

첫째, 인간의 체질[體質, 인체 내의 기후(氣候), 즉 운기(運氣)]이 바이러스와 음양조화가 되는 경우

둘째, 인간의 면역력(생명력, 자연치유력)이 제대로 작동하지 않는 경우

셋째, 치료제가 없는 경우

바이러스 질병으로 고생하지 않는 3가지 경우

반대로 바이러스에 감염되었더라도 바이러스 질병으로 고생하지 않는 경우는 다음의 세 가지다.

첫째, 인간의 체질[體質, 인체 내의 기후(氣候), 즉 운기(運氣)]이 바이러스와 음양조화가 되지 않는 경우
둘째, 인간의 면역력(생명력, 자연치유력)이 제대로 작동하는 경우
셋째, 치료제가 있는 경우

우리 인간은 어떤 존재인가?

제 정신을 잃지 않으면 인간은 위대하다. 세상의 온갖 신기한 것은 모두 인간이 다 만들었다. 만리장성과 피라미드와 잠실 롯데월드도 인간이 만들었다. 컴퓨터와 스마트폰도 만들었다. 비행기와 잠수함도 만들었다. 각종 언어(言語)도 만들었다. 그리스로마신화도 만들었다. 온갖 종교도 만들었다. 신(神)이 인간을 만든 것이 아니라 인간이 신을 만들었다고 할 수 있을 정도다.

제 정신을 잃으면 인간은 초라하다. 사주팔자나 각종 종교에 걸려 미칠 수도 있고, 미물인 바이러스나 박테리아(세균)나 곰팡이(진균)에 걸려 죽을 수도 있는 존재가 인간이다. 인간이 제정신을 잃고 우왕좌왕하다 보면, 결코 빠져죽을 수 없는 세숫대야 물에도 빠져 죽을 수 있다.

모든 생명에는 원초적 본능이 있듯이 원초적 능력도 있다. 인체의 원초적 능력, 즉 인체의 면역력(생명력, 자연치유력)에 비추어서 생각하면, 코로나19 바이러스는, 비유하자면 태풍이 아니라 바로 나 자신의 코앞에 닥친 세숫대야 물이다.

2020년 가을 현재, 코로나19 바이러스라는 세숫대야 물에 빠져

죽을 수도 있다는 공포에 한국은 여전히 비상사태다. 왜 그런가? 예방백신과 치료제 그리고 인체의 면역력(생명력, 자연치유력)을 강화할 수 있는 처방이 없기 때문이다.

어떻게 해야 하는가?

이 책의 처방을 실천하면 된다.

자연만사에는 진짜만 있고 사이비(似而非, 진짜처럼 보이지만 가짜)는 없다. 인간만사에는 진짜도 있고 사이비도 있다. 인간이 하는 과학에도 진짜와 사이비가 혼재한다. 인간이 하는 의학에도 진짜 과학과 사이비 과학이 있다.

사람이 제정신을 잃으면 종교를 맹신하듯이 의학도 맹신한다. 일반적으로 서양의학은 무조건 과학이라고 맹신하고, 한의학을 비롯한 기타 의학은 무조건 비(非)과학이라고 맹신한다. 과연 서양의학은 무조건 과학이고, 한의학을 비롯한 기타의학은 비과학인가? 아니다. 서양의학과 한의학을 비롯한 세상 모든 의학에는 진짜 과학과 사이비 과학이 혼재한다.

그것을 어떻게 아는가? 우리 몸이 안다. 우리 몸은 각종 의학과 치료법의 과학성에 대해서 거짓말을 하지 않는다. 몸이 부작용을 일으키지 않고 반기는 의학과 치료법이 진짜 과학이다. 반면에 몸이 부작용을 일으키는 의학과 치료법은 사이비 과학이다.

과학의 궁극(窮極)

과학만능시대인 21세기를 살아가는 우리는, 날마다 과학을 부르짖으면서 과학의 궁극(窮極)은 잊고 산다. 과학의 궁극은 무엇인가? 생명이다. 생명만한 과학이 없다. 생명이 과학의 궁극이다. 왜냐하면 세상의 모든 과학을 동원해도 민들레 홀씨 하나, 벌 한 마리, 파리 한 마리를 만들 수 없기 때문이다.

의학은 생명과 직통한다. 의학이 과학이 될 수 있는 패러다임은 무엇인가? 생명을 주재하는 중심원리를 포착하고, 그 원리를 객관적으로 구현하는 것, 바로 이것이 의학이 과학이 될 수 있는 패러다임이다.

생명을 주재하는 중심원리는 무엇인가? 음양조화원리다. 음양조화원리를 객관적으로 구현할 수 있는 구체적 기준은 무엇인가? 혈액형이다. 음양조화원리를 혈액형에 따라 객관적으로 구현하는 것, 바로 이것이 의학이 과학이 될 수 있는 궁극적 방법이다. 다른 방법은 다 사족(蛇足)일 따름이다.

생명이 걸린 질병은 비과학적 패러다임, 시스템, 처방으로는 치유와 개선(증상 완화)이 불가능하다. 생명이 걸린 질병은 어떻게 다스리는가? 진짜 과학적인 패러다임, 시스템, 처방으로 대처해야 된다.

진짜 과학적인 패러다임으로 의학을 하는 사람은, 목숨이 걸린 질병을 치유하기 위해 목숨을 걸고 처방을 할 수 있다. 목숨이 걸린 질병을 제대로 다스리려면, 처방을 하는 사람이 목숨을 걸고 처방하고, 그 처방을 실천하는 자도 목숨을 걸고 철저히 해야 한다. 그래야 정정당당한 승부 아닌가?

앞에서도 밝혔듯이, 내가 제시하는 처방의 결과는 혈액형별로 누구나 쉽게 확인할 수 있다. 혈액형별맞춤처방은 틀려서 치유 내지 개선(증상 완화)의 효과가 나지 않으면 빠져나갈 구멍이 없다. 혈액형별맞춤처방을 하는 나는 처방에 목숨을 걸 수밖에 없다.

아인슈타인의 일갈(一喝)

아인슈타인이 과학자들에게 한 말이 있다.

"과학자들 중에는 정신병자가 있다. 매일 똑같은 방법으로 실험하면서 다른 결과가 나오기를 기대하는 사람이다."

아인슈타인의 일갈은 과학자들뿐 아니라 의학자들에게도 적용될 수 있는 경구다.

"의학자들 중에도 정신병자가 있다. 오로지 병명에 따라 누구에게나 똑같은 방법으로 치료하면서 부작용 없이 다 치료되기를 기대하는 사람이다."

동서의학의 긴급한 화두는 두 가지다. 첫째, 낮은 치료효율. 둘째, 각종 심각한 부작용. 만약 부작용이 없는 고효율의 치료법이 있다면 동서의학은 당연히 마음 문을 열고 배워야 한다.

의학을 지금까지 '이렇게' 해보니까[생명을 주재하는 기본원리(생명체의 물질대사를 비롯한 모든 생명 현상을 주관하는 기본원리)의 객관적 구현 없이 오로지 '병명 중심'으로 의학을 해보니까] 치료효율이 낮고 게다가 심각한 각종 부작용이 초래된다. 그 해결책은 무엇인가?

의학을 '저렇게'하는 것[생명을 주재하는 기본원리를 혈액형에 따라 객관적으로 구현하여 '혈액형+병명 중심'으로 의학을 하는 것]이 해결책이다.

지금까지 생명을 주재하는 기본원리(생명체의 물질대사를 비롯한 모든 생명현상을 주관하는 기본원리)의 객관적 구현 없이 오로지 '병명 중심'으로 의학을 해보니 치료 효율이 낮고 게다가 심각한 각종 부작용이 초래되었다. 앞으로는 생명을 주재하는 기본원리를 혈액형에 따라 객관적으로 구현하여 '혈액형+병명 중심'으로 의학을 해보면 어떨까?

지금까지 '이렇게' 열심히 살다가 난치병에 걸렸다. 그 해결책은 무엇인가? 앞으로 '저렇게' 열심히 사는 것이 해결책이다. 다시 말해 지금까지 살아오면서 열심히 실천했던 방법을 바꾸면 된다.

모든 질병에 대해 효과 확실한 처방은 단 하나다. 지금까지 '이렇게' 열심히 살아온 것을 완전히 바꾸어 앞으로 '저렇게' 열심히 살면 (때를 놓친 질병 외에는 모두) 효과를 확실히 볼 수 있다.

설사 때를 놓친 질병이라도 통증이 줄어들어 삶의 질을 누리는 데 도움이 될 수 있다.

패러다임의 전환

코로나19 바이러스로 인해 2020년부터 인간세상 모든 분야의 패러다임 전환이 이루어진다. 코로나19 바이러스를 해결하지 않고서는 인간세상 모든 일이 제대로 돌아가지 않는다. 세상은 코로나19 바이러스 이전과 이후의 세계로 분명히 구별된다. 2020년 가을 현재, 코로나19 바이러스에 대한 의학의 해결책은 없다. 지금까지의 의학 패러다임에 문제가 있기 때문이다. 어떻게 해야 하는가? 이 책의 패러다임을 수용하면 코로나19 바이러스에 대한 해결책을 도출할 수 있다.

2. 모든 생명의 생사(生死)를 좌우하는 관건

바이러스, 박테리아(세균, 細菌), 곰팡이(진균, 眞菌), 동물, 식물, 인간 등 모든 생명의 생사(生死)를 좌우하는 관건은 무엇인가?

첫째 관건은 음양조화(陰陽調和)

모든 생명의 생사를 좌우하는 첫째 관건은 음양조화(陰陽調和)다. 모든 생명장(生命場, Life Field)은 전자기장(電磁氣場)이고, 전자기장의 기본원리는 음양조화원리다. 그래서 음양조화원리는 모든 생명의 생사를 주재한다.

둘째 관건은 기후(氣候)

모든 생명의 생사를 좌우하는 둘째 관건은 기후(氣候), 즉 운기(運氣)다. 선인장과 알로에는 양건(陽乾)한 기후를 좋아하고, 이끼와 버섯은 음습(陰濕)한 기후를 좋아한다.
바이러스도 겨울을 좋아하는 바이러스가 있고 여름을 좋아하는 바이러스가 있다. 겨울에 준동한 바이러스라면 여름에는 세력이 약해진다. 겨울에 준동한 바이러스라면 여름에는 냉풍기가 작동되는 환경을 반기게 마련이다.

여름에 준동한 바이러스라면 겨울에는 세력이 약해진다. 여름에 준동한 바이러스라면 겨울철에는 온풍기가 작동되는 환경을 반기게 마련이다.

바이러스의 출현은 자연 기후와의 음양조화에 의한다. 바이러스의 생존은 숙주(宿主)의 체내 기후(몸속 기후)와의 음양조화에 달려 있다. 바이러스는 숙주가 없으면 존재할 수 없기 때문이다.

바이러스는 숙주의 몸속에 침투해야 오랫동안 생존할 수 있고 아울러 번식할 수 있다. 그러므로 바이러스에게는 자연 기후보다 숙주의 체내 기후가 더 중요하다.

돼지를 숙주로 삼는 바이러스는 돼지의 체내 기후와 음양조화를 이룬다. 날개 달린 조류(鳥類)를 숙주로 삼는 바이러스는 조류와 음양조화를 이룬다.

인간 숙주 바이러스의 생존력

인간을 숙주로 삼는 바이러스의 생존력을 좌우하는 조건은 두 가지다.

첫째, 인간을 숙주로 삼는 바이러스의 생존력은 인간의 혈액형에 따라 다르다. 왜냐하면 인체 내의 기후는 혈액형에 따라 다르기 때문이다.

둘째, 인간을 숙주로 삼는 바이러스의 생존력은 인간의 면역력(생명력, 자연치유력)에 따라 다르다. 면역력(생명력, 자연치유력)이 제대로 작동하는 사람은 바이러스가 침범해도 쉽게 물리치게 마련이다. 면역력(생명력, 자연치유력)이 약화된 사람은 바이러스의 안식처가 된다.

기후(운기)를 형성하는 핵심 요소는 무엇인가?

온도와 습도다. 기후(운기)라고 하면, 내 몸 밖의 기후(운기), 즉 지구를 비롯한 대우주의 기후(운기)만 있다고 일반적으로 생각한다. 그런데 기후(운기)는 내 몸 밖의 기후(운기), 즉 지구를 비롯한 대우주의 기후(운기)만 있는 것이 아니라, 내 몸 안의 기후(운기)도 있다.

당연히 기후(운기)는 내 몸 안팎의 기후(운기)로 나뉜다.

내 몸 밖의 기후(운기), 즉 지구를 비롯한 대우주의 기후(운기)가 있다는 것은 일반상식이다. 이 책의 독자들께서는 자기 자신을 비롯하여 지구에 깃들어 사는 각종 생명체(소우주) 안의 기후(운기)도 있다는 사실(事實, Fact)에 주목하시기 바란다.

체질(體質, Constitution)

나 자신은 물론 우리 인간 안의 기후(운기)를 일컬어 체질(體質, Constitution)이라고 한다. 그리고 우리 인간 외에 지구에 깃들어 사는 각종 생명체(소우주) 안의 기후(운기)도 일컬어 체질(體質, Constitution)이라고 한다.

지구도 생명체다. 왜냐하면 지구에 깃들어 사는 생명체가 무진장이기 때문이다. 생명체는 생명체만이 양육할 수 있다. 우주의 섭리다. 그래서 지구도 체질이 있다. 지구의 체질은 무엇인가? 지구는 [음양(陰陽) 어느 한쪽으로] 23.5도 기울어진 채 자전(自轉)과 공전(公轉)을 한다. [음양(陰陽) 어느 쪽인지는 정확히 모르지만] 23.5도 기울어진 지구의 축(軸), 그것이 바로 지구의 체질이다.

지구의 축(軸)이 음양(陰陽) 어느 쪽으로 기울어졌는지는, 2020년 8월 현재까지 어떤 과학자도 말하지 않는다. 모르기 때문에 말이 없는 것이다. 내가 판단컨대, 지구의 축은 음(陰)으로 기울어졌다. 왜냐하면 불덩어리(양, 陽)인 태양 주위를 공전하고 있는 지구의 70%가 물(음, 陰)이기 때문이다.

지구에 깃들어 사는 모든 생명체는 정도의 차이는 있지만 모두 지구의 속성(屬性)을 닮는다. 지구의 속성은 바로 지구의 체질, 즉 (음양 어느 한쪽으로) 23.5도 기울어진 지구의 축이다.

지구에 깃들어 사는 모든 생명체는 나름대로 체질이 다 있다. 식물이나 동물들은 종류별로 체질이 동일하고, 인간은 혈액형별로 체질이 나뉜다.

체질과 음양조화원리, 그리고 혈액형

지구에 깃들어 사는 각 생명체의 체질의 작동은 모든 생명장의 절대원리인 음양조화원리에 의한다. 인간의 음양 속성은 혈액형별로 다르다. 인간을 제외한 모든 생명들[바이러스, 박테리아(세균), 곰팡이(진균), 식물, 동물]의 음양 속성은 종(種)에 따라 일정하다.

음양조화란 물과 불의 조화, 이브와 아담의 조화, 실린더와 피스톤의 조화, 너트와 볼트의 조화이다. 음양조화원리에 의하면, 모든 생명들은 자신의 기후(운기=체질)와 반대되는 지구의 기후(운기) 환경에서 번창하게 마련이다.

코로나19 바이러스는 지구의 추운 겨울에 발생하여 창궐했다. 음양조화원리에 의하면 코로나19 바이러스의 체질은 양성(陽性)이다. 자연 상태라면 코로나19 바이러스는 양성(陽性)의 계절인 무더운 여름이 오면 사라지게 마련이다. 그런데 2020년 8월 무더운 여름에도 코로나19 바이러스 감염자가 계속 발생한다. 왜 그럴까?

만약 겨울철에 창궐하기 시작한 어떤 바이러스가 일단 인체를 침범하면, 체질이 겨울인 사람이나 면역력이 약한 사람의 체내에서 번창한다. 그러다가 마스크 미착용, 냉풍기 가동, 군중 밀집 등 감염 요건이 되면 그 바이러스는 계절에 상관없이 모든 사람에게 또 침범한다.

왜냐하면 바이러스는 번식을 위해 필사적으로 숙주를 찾기 때문이다. 그리고 감염된 사람 중에 체질이 겨울인 사람이나 면역력이 약한 사람의 체내에서 또 번창한다. 이러한 악순환이 되풀이된다. 그래서 추운 겨울에 창궐하기 시작한 코로나19 바이러스가 무더운 여름에도 계속 유행하고 있다.

셋째 관건은 먹을거리

바이러스, 박테리아(세균, 細菌), 곰팡이(진균, 眞菌), 동물, 식물, 인간 등 모든 생명의 생사를 좌우하는 셋째 관건은 먹을거리다.

모든 생명은 일단 먹어야 산다. 먹되 음양조화원리에 맞추어서 먹어야 한다. 왜냐하면 음양조화원리는 모든 생명을 주재하기 때문이다. 먹을거리가 생사를 좌우하는 원리도 역시 음양조화원리다.

3. 각종 바이러스 질환의 원인과 해결책

바이러스는 번식을 위해서 살아있는 다른 생명체[식물, 동물, 박테리아(세균), 곰팡이(진균)]가 필요하다. 그래서 바이러스는 필사적으로 살아있는 숙주를 찾고, 아울러 자신의 숙주가 죽지 않고 영원히 살기를 바란다.

각종 바이러스 질환(코로나 19를 비롯하여 대재앙을 일으킨 천연두, 흑사병, 스페인 독감, 아시아 독감, 홍콩 독감, 황열, 발진티푸스, 말라리아, 에이즈, 메르스, 사스 등)이 창궐하는 근본원인은 무엇이고, 근본해결책은 무엇인가?

각종 바이러스 질환이 창궐하는 원인은 무엇인가?

첫째, 지구의 기후(氣候), 즉 운기(運氣)와 음양조화를 이루는 각종 바이러스가 어디선가 튀어나왔기 때문이다. 지구의 기후가 변화하면 그에 따라 음양조화를 이루는 바이러스가 귀신처럼 출현한다.

남극의 얼음이 녹아내리는 것은 지구의 기후가 점점 무더워진다는 뜻이다. 지구의 기후가 무더워지면 그 무더운 기후와 음양조화를 이루는 바이러스가 출현하게 마련이다. 미생물[바이러스, 박테리아(세균), 곰팡이], 식물, 동물, 인간 등 지구의 모든 생명체의 출현과 생존을 위한 절대조건은 무엇인가? 각 생명체와 지구 기후 사이의 음양조화다.

둘째, 그 바이러스가 침범하여 생존하고 번식할 수 있는 숙주(宿主)가 있기 때문이다. 바이러스의 밥이 되는 숙주가 있기 때문에 출현하고 창궐한다.

바이러스의 밥이 되는 숙주는 무엇인가?

바이러스가 침범하여 생존하고 번식을 할 수 있는 숙주는 두 가지다.
첫째, 바이러스 자신의 체질과 음양조화를 이루는 생명체.
둘째, 면역력(생명력, 자연치유력)이 약화된 생명체.

각종 바이러스 질환의 해결책은 무엇인가?

첫째, 의학적인 해결책(백신과 치료제)이다.
둘째, 의학적 해결책(백신과 치료제)이 없는 경우에는, 인체의 면역력(생명력, 자연치유력)강화를 위한 체계적인 섭생처방(양생처방=생활처방)이 필요하다.

4. 왜 면역력(免疫力 : 생명력, 자연치유력)인가?

면역력(생명력, 자연치유력)이란 무엇인가?

면역력은 생명체 스스로 각종 질병을 치유하는 능력이다. 면역력이란 비유하자면, 인간의 발에 무수히 짓밟혀도 다시 살아나는 잡초의 생명력(生命力)이고 자연치유능력(自然治癒能力)이다. 그 잡초의 생명력과 자연치유능력이 인간에게도 있다. 이 책은 '면역력(생명력, 자연치유력)'이라고 표기한다.

내 안의 면역력(생명력, 자연치유력)을 또 다르게 비유하면, 내 안의 천하명의 허준 선생이다. 천하명의 허준 선생은 조선시대 궁궐뿐만 아니라, 오늘날 내 안에도 면역력(생명력, 자연치유력)이라는 이름으로 숨어 있다.

그런데 왜 천하명의 허준 선생[면역력(생명력, 자연치유력)]이 내 안에 내재할까? 살다보면 누구나 갈급하게 찾는 하느님도 바로 내 안에 숨어 있다는 것을 안다.

날마다 자기편이 되어 달라고 조르는 인간들에게 끝없이 시달리던 하느님이, 숨을 곳을 찾지 못해, 도움을 구하고자 도사에게 찾아가 하소연을 했다.

"내가 감당할 수 없는 수많은 인간들이 날마다 나에게 자기편이 되어달라고 하도 졸라서 나는 이제 시달려 죽을 것 같다. 그동안 인간들을 피해서 숨을 만한 곳에는 다 숨어봤다. 지구의 오대양 육대주, 저 멀리 달나라와 별나라에까지 숨어봤는데 다 들켰다. 도사여, 내가 어디에 숨으면 인간들에게 들키지 않겠는가?"

하느님의 하소연에 도사는 대답했다.

"인간에게 들키지 않으려면 인간 속에 숨으세요. 그곳이야말로 인간들이 꿈에도 생각지 못할 곳입니다. 하느님의 안전을 보장합니다."

내 안의 천하명의 허준 선생[면역력(생명력, 자연치유력)]은 모든 질병을 스스로 이겨내라고 하늘이 모든 생명에게 공평하게 부여한 '힘'이다. 하느님도 내 안에 숨어 있고, 천하명의 허준 선생도 면역력(생명력, 자연치유력)이라는 이름으로 내 안에 내재한다.

그래도 하늘이 숨겨둔 내 안의 천하명의 허준 선생[면역력(생명력, 자연치유력)]을 믿지 못하겠다면, 마당에 나가서 잡초들을 발로 짓이겨보라. 그리고 그 잡초들이 죽나 사나 응시해보라. 쉽사리 죽지 않는 잡초들의 그 생명력이 바로 면역력이고 자연치유력이다. 인간에게도 바로 그 생명력이 있다!

감기부터 암(癌)까지 인체에 깃드는 거의 모든 질병의 치유는 근본적으로 면역력(생명력, 자연치유력)의 공(功)이다. 의학의 진가는 면역력(생명력, 자연치유력)을 얼마나 활용하느냐에 달려 있다.

왜 면역력(생명력, 자연치유력)인가?

의학의 해결책(치료제와 백신)이 없는 경우 귀의할 곳은 면역력(생명력, 자연치유력)뿐이다. 인간의 생명을 위협하는 각종 바이러스를 이길 수 있는 가장 좋은 약은 인체의 면역력(생명력, 자연치유력)이다. 제약회사에서 만들어내는 약(치료제와 백신)은 차선책이다. 인간의 면역력(생명력, 자연치유력)은 인체에 내장된 궁극적인 약으로서 인간 모두에게 주어져 있다.

그런데 문제가 있다. 이 궁극적인 약을 어떻게 과학적으로 활용할 수 있는가 하는 것이 문제다. 이 책의 처방, 즉 '혈액형별맞춤면역력(생명력, 자연치유력) 강화 처방'이 그 답이다.

이 책의 과학적 효과는 혈액형별로 언제나 검증할 수 있다. 만약 부작용이 나타난다면, 이 책의 처방을 탓하기에 앞서 혈액형 검사를 정밀하게 다시 해볼 필요가 있다.

5. 면역력(생명력, 자연치유력)을 좌우하는 근본물질

인체 면역력(생명력, 자연치유력)의 근본물질은 무엇인가?

 과학에 의하면, 우주만물의 궁극은 물질(物質)이다. 인체도 우주만물 중의 하나이고 인체의 궁극도 물질이다. 인체의 면역력(생명력, 자연치유력)을 담당하는 궁극도 물질이다.
 서양의학에 의하면, 면역의 주인공인 항체(抗體)의 주재료는 단백질(蛋白質)이다. 인체의 면역력(생명력, 자연치유력)을 좌우하는 근본물질은 무엇인가?
 '맑은 기혈(氣血)'이다. 인체 면역력(생명력, 자연치유력)의 근본물질은 바로 '맑은 기혈'이다.
 '기혈(氣血)'은 무엇인가? 인체 엔진 시스템(오장육부)이 음식물을 소화·흡수하여 생성하는 물질이다. 인체의 생명현상, 그 궁극은 미시계인 세포 차원에서 이루어지는 물질대사다. 맑은 기혈은, 극미세계(極微世界)인 세포와의 교감이 조화롭게 이루어지는 극미물질(極微物質)이다. 탁한 기혈은 세포와의 교감이 조화롭지 못하다.
 우리가 섭취한 음식물이 체내에서 '맑은 기혈'로 변화되지 않으면, 인체 면역력(생명력, 자연치유력)도 강화되지 않고 질병의 치유와 개선도 이루어지지 않을까?

그렇다. 우리가 섭취한 음식물이 체내에서 맑은 기혈로 변화되지 않으면, 인체 면역력(생명력, 자연치유력) 강화도 없고 아울러 질병의 치유와 개선도 없다.

인체에서 '맑은 기혈'이 생성될 수 있는 원리는 무엇인가?

음식물과 인체 엔진 시스템(오장육부) 사이의 음양조화! 바로 이것이 면역력(생명력=자연치유력)의 근원물질(맑은 기혈)이 생성될 수 있는 원리다. 음식물과 인체 엔진 시스템(오장육부) 사이에 음양조화가 이루어지면 소화흡수가 순조롭게 됨으로써 맑은 기혈이 생성된다.

맑은 기혈이 생성되려면, 우리가 섭취한 음식물과 인체 엔진 시스템(오장육부) 사이에 반드시 음양조화가 이루어져야 한다. 음식물과 인체 엔진 시스템(오장육부) 사이에 음양조화가 이루어지지 않으면 맑은 기혈이 아니라 탁한 기혈이 생성된다. 탁한 기혈이 온몸을 순환하면 각종 질병에 잘 걸리게 마련이다. 탁한 기혈이 초래한 각종 질병을 치유하고 개선하려면 맑은 기혈이 필요하다.

맑은 기혈은 면역력(생명력=자연치유력)의 근원물질이다.

면역력(생명력=자연치유력)의 근원물질(맑은 기혈)을 손에 잡고 싶은가? 이 책의 처방을 충실하게 실천하면 된다.

맑은 기혈이 생성되려면 우선 뱃속이 편안해야 한다. 이 책의 처방은 음양조화원리를 객관적으로 구현하는 처방이므로, 이 책의 처방을 실천하면 우선 뱃속이 편안해진다.

뱃속이 편안하다는 것은 무엇을 의미하는가?

뱃속에는 인체의 중심인 장부(臟腑)가 있다. 뱃속이 편안하다는 것은, 인체의 중심인 장부가 음양조화원리에 따라 제대로 작동하여 맑은 기혈을 생성하고, 그 맑은 기혈을 온몸에 잘 공급한다는 뜻이다.

어떤 처방을 따랐는데, 뱃속이 편안해지면, 맑은 기혈이 생성되고, 기존의 질병은 치유되거나 개선된다.

어떤 처방을 따랐는데, 뱃속이 불편해지면, 맑은 기혈이 아니라 탁한 기혈이 생성되고, 기존의 질병은 악화된다.

맑은 기혈은 면역력(생명력, 자연치유력)의 근본물질이자 만병을 다스리는 근본물질이고, 탁한 기혈은 각종 질병을 일으키는 독소(毒素)이다. 맑은 기혈은 코로나19는 물론 각종 바이러스를 이길 수 있는 밑천이다. 맑은 기혈이 생성되지 않으면 인체는 코로나19나 각종 바이러스의 밥이 된다.

혈액형에 따라 음양조화원리를 객관적으로 구현한 이 책의 처방을 실천하면, 뱃속이 편안해지고 순조롭게 맑은 기혈이 생성되어 온몸을 순환하므로, 면역력(생명력, 자연치유력)이 향상되고 심신이 상쾌해진다.

'맑은 기혈'의 치유 개선 원리

'맑은 기혈'이 인체의 각종 질병을 치유하고 개선하는 원리를 쉽게 설명해보자. 인체의 맑은 기혈은 비유하자면 자연의 맑은 공기와 강물이다. 자연에서 맑은 공기와 강물이 흐르면 오염된 농토가 자연 치유된다. 인체에서 맑은 기혈이 흐르면 병든 곳이 자연 치유된다.

오염된 흙을 되살리는 근본적인 방법은, 맑은 공기와 맑은 강물을 흐르게 하는 것이다. 생명은 생명에 깃든다. 생명인 흙 한 줌 속에는 수많은 미생물이 살고 있다. 흙속의 미생물은 흙의 생명력[자정력(自淨力)=면역력(免疫力)]과 상통한다. 오염된 흙을 되살리려면, 흙속의 미생물들이 생존할 수 있는 기본 환경을 만들어 주어야 한다. 흙속의 미생물들이 생존할 수 있는 기본 환경은 바로 맑은 공기와 강물이다. 맑은 공기와 강물은 자연계의 '맑은 기혈(氣血)'이다.

맑은 공기와 강물(맑은 기혈)이 지속적으로 흐르면 흙속의 미생물들, 그 생명력이 활성화된다. 흙속의 미생물들이 생명력을 발휘하면 흙의 자정작용도 활성화되어 오염된 흙이 되살아날 수 있다.

인체에 깃든 각종 질병의 치유와 개선에도 마찬가지 원리가 기본적으로 작동된다. 인체에도 유익한 균과 유해한 균을 비롯한 수많은 미생물이 살고 있다. 우리의 몸의 진짜 주인은 누구일까? 우리 몸의 진짜 주인은 우리가 아니라 수많은 미생물이다. 인체에 맑은 기혈이 흐르면 유익한 균이 활성화되고, 탁한 기혈이 흐르면 유해한 균이 득시글거린다.

6. 면역력(생명력, 자연치유력) 작동의 근본원리

면역력(생명력, 자연치유력) 작동의 근본원리는 무엇인가?

면역력(생명력, 자연치유력) 작동의 근본원리는 음양조화원리다. 왜냐하면 모든 생명체의 생명장(生命場)은 전자기장이고, 전자기장의 기본원리는 음양조화원리이기 때문이다.

모든 생명체의 물질대사의 관건이 음양조화이듯이, 면역력(생명력, 자연치유력) 작동의 관건도 음양조화다.

이 책은 음양조화원리에 대해 곳곳에서 중복하여 언급한다. 음양조화원리 없이는 이 책의 논리가 성립되지 않기 때문이다. 혈액형도 마찬가지다.

면역력 약화와 면역력 강화의 핵심은 무엇인가?

내가 섭취한 음식과 약(양약, 한약, 민간요법의 약 모두)이 내 혈액형과 음양조화를 이루지 못하면 영양효과와 약효가 제대로 나타나지 않는다. 게다가 소화흡수배출 장애, 염증 생성, 면역력 약화 등 다양한 부작용이 나타난다. 자연식품, 유기농식품, 천연약재라도 혈액형과 음양조화가 되지 않으면 모두 부작용이 생긴다.
　혈액형과 음양조화가 핵심이다.

　내가 섭취한 음식과 약(양약, 한약, 민간요법의 약 모두)이 내 혈액형과 음양조화를 이루면 영양효과와 약효를 제대로 볼 수 있다. 게다가 면역력은 강화되고 부작용이 없다. 자연식품, 유기농식품, 천연약재가 혈액형과 음양조화를 이루면 더 좋은 효과가 나타난다.
　혈액형과 음양조화가 핵심이다.

7. 왜 혈액형별맞춤면역요법인가?

나는 의학의 과학성과 생명안전성을 위하여 약 30년 간 혈액형별 맞춤의학을 연구했다. 그 결과 다음과 같은 사실(事實)과 정보(情報)를 정리할 수 있다.

혈액형에는 생명을 주재하는 기본원리(음양조화원리)를 구현할 수 있는 인체의 음양정보(陰陽情報)가 내재한다. 그래서 혈액형은 다음과 같은 반응을 한다.

혈액형은 우선 수혈요법(輸血療法)의 생명안전성에 대해 반응한다. 그래서 수혈요법의 객관적 기준으로 작동된다.

혈액형은 생명이 좌우되는 질병에 걸렸을 경우, 수혈요법(輸血療法), 투약요법(投藥療法), 침구요법(鍼灸療法), 식이요법(食餌療法) 등 각종 치료법의 생명안전성에 대해서도 반응한다.

혈액형은 면역력(생명력, 자연치유력) 강화를 위한 각종 섭생처방(양생처방=생활처방)에 대해서도 반응한다.

위와 같은 사실과 정보를 바탕으로 나는 다음과 같이 주장한다.

2020년 현재까지 풀리지 않는 의학의 각종 화두를 해결하려면, '혈액형별 발병률'을 자꾸 연구할 것이 아니라, 발상을 전환하여 '혈액형별맞춤면역요법'을 비롯한 각종 '혈액형별맞춤치료법'연구에 집중해야 한다.

8. 왜 음양조화원리인가?

면역력(생명력, 자연치유력) 강화와 음양조화원리

모든 생명장(生命場)은 전자기장이고, 전자기장을 장악하고 있는 절대원리는 음양조화원리다. 그러므로 모든 생명체의 물질대사와 생명현상을 주재하는 기본원리는 음양조화원리다.

모든 생명체는 전자기장에서 물질대사와 생명현상을 영위하는 바, 음양조화원리의 객관적 구현 없이는 의학의 과학화는 영원히 불가능하다.

생명과 직통하는 의학에서 잡다한 것을 빼면, 생명을 주재하는 보편적 기본원리, 즉 음양조화원리 하나만 기본(본질, 핵심)으로 남는다.

음양조화원리를 구현하려면 어떻게 해야 하는가?

음양조화원리는 모든 생명을 주재하는 보편적 기본원리다. 이를 객관적으로 구현하려면 어떻게 해야 할까?

세상의 모든 의학은 이것을 근본 화두로 삼아야 한다. 과학적 의학을 한다고 외치는 오늘날, 턱없이 낮은 치료 효율과 심각한 각종 부작용은 왜 생기는가? 모든 생명을 주재하는 음양조화원리의 객관적 구현 없이, 병명 중심의 패러다임과 시스템과 처방을 고집하기 때문이다.

음양조화원리는 전자기장인 모든 생명체의 면역력(생명력, 자연치유력)도 주재한다. 평소의 섭생에서 음양조화가 이루어지지 않으면 면역력(생명력, 자연치유력)이 작동되지 않는다. 각종 치료에서 음양조화가 이루어지지 않으면 면역력(생명력, 자연치유력)이 작동되지 않는다. 면역력(생명력, 자연치유력) 발현과 면역력(생명력, 자연치유력) 강화를 위해서 반드시 필요한 원리가 음양조화원리다.

음양조화원리는 어려운 것이 아니다. 플러스와 마이너스가 서로 좋아하고, 아담과 이브가 서로 좋아하고, 피스톤과 실린더가 서로 좋아하고, 볼트와 너트가 서로 좋아하는 것, 그것을 일컬어 음양조화원리라고 한다.

음양조화원리에 비추어보면, 각 생명체의 음양 속성을 판별할 수 있다. 선인장은 양건(陽乾)한 기후를 좋아하므로 선인장의 음양 속성은 음습하다. 인삼은 음습(陰濕)한 기후를 좋아하므로 인삼의 음양 속성은 양건하다.

겨울철에 창궐한 바이러스라면 그 음양 속성이 양성이므로 여름철에는 냉풍기가 작동되는 환경을 반긴다. 여름철에 창궐한 바이러스라면 그 음양 속성이 음성이므로 겨울철에는 온풍기가 작동되는 환경을 반긴다.

한편, '음양조화원리의 객관적 구현'은 세상의 모든 의학(한의학, 서양의학, 대체의학, 통합의학 등)이 반드시 실천해야 할 패러다임이다. '음양조화원리의 객관적 구현'을 무시하는 모든 의학기술은 결국 인간의 잔재주에 불과하다. 잔재주로 난치병을 상대하면 치료 효율도 형편없이 낮고 각종 심각한 부작용까지 초래된다.

9. 왜 혈액형인가?

면역력(생명력, 자연치유력) 강화와 혈액형

혈액형에는 수혈요법(輸血療法), 투약요법(投藥療法), 침구요법(鍼灸療法), 식이요법(食餌療法)을 비롯한 섭생법 등 각종 치료법에 대한 반응의 정보가 내재한다. 왜냐하면 혈액형에는 생명을 주재하는 기본원리(음양조화원리)를 구현할 수 있는 인체의 음양정보(陰陽情報)가 숨어있기 때문이다.

혈액형에 내재하는 인체의 음양정보는, 인체의 기후정보(氣候情報), 즉 운기정보[運氣情報=온도(한열 寒熱)와 습도(조습 燥濕)의 편차정보=체질정보(體質情報)]이기도 하다.

그래서 이 책은 '인체의 음양정보(陰陽情報)[기후정보(氣候情報)=운기정보(運氣情報)=온도(한열 寒熱)와 습도(조습 燥濕)의 편차정보=체질정보(體質情報)]'라고 총괄하여 표기한다.

혈액형에 내재하는 인체의 음양정보[기후정보=운기정보=온도(한열 寒熱)와 습도(조습 燥濕)의 편차정보=체질정보]를 일컬어 '혈액형운기체질(血液型運氣體質)'이라고 명명(命名)한다.

[혈액형운기체질(血液型運氣體質)의 자세한 내용은, 제4부의 '과학적 체질론-혈액형운기체질론(血液型運氣體質論)'을 참고하면 된다.]

혈액형과 음양정보

모든 생명장(生命場)은 전자기장이므로, 생명력을 발현시키는 원동력은 전자기력(음양조화력)이다. 인체의 중심인 인체 엔진 시스템(오장육부)을 작동시키는 원동력도 전자기력(음양조화력)이다. 인체 엔진 시스템(오장육부)을 작동시키는 정보는 음양정보다. 그 음양정보는 어디에 숨어 있는가? 혈액형에 숨어있다.

혈액형에는, 수혈요법을 위한 혈액의 음양정보만 내재하는 것이 아니라, 인체 엔진 시스템(오장육부)의 작동을 위한 음양정보도 함께 내재한다.

수혈(輸血)이 필요한 경우 혈액형에 맞추어 수혈을 해야 생명안전성(生命安全性)이 보장된다.

투약요법(投藥療法), 식이요법(食餌療法), 침구요법(鍼灸療法) 등 각종 치료법도 혈액형에 맞추어 적용해야 생명안전성이 보장된다.

각종 질병을 제대로 치료하려면, 혈액형별맞춤치료법[투약요법(投藥療法), 식이요법(食餌療法), 침구요법(鍼灸療法) 등]을 개발해야 한다. 면역력(생명력, 자연치유력) 강화법도 마찬가지다.

중국과 독일은 2020년 코로나19 바이러스 질환의 경과를 혈액형별로 연구하여 그 결과를 발표했다. (중국과 독일의 연구에 의하면, 코로나19 바이러스에 약한 혈액형은 A형이고, 코로나19 바이러스에 강한 혈액형은 O형이다.)

하버드대학교는 10만여 명을 대상으로 췌장암의 '혈액형별 발병률'을 연구하여 2009년 그 결과를 발표했다.

서울대학교도 국가정책연구 용역사업을 통해 다양한 질병의 '혈액형별 발병률'을 연구하여 2017년 그 결과를 발표했다. 그런데 이런 식으로 '혈액형별 발병률'을 자꾸 연구하기보다, 지금이라도 발상을 전환하여 '혈액형별맞춤치료법'을 연구하는 것이 더 현명하지 않을까?

10. 일반의학으로 안 되면 체질의학을 해야 한다.

여기서는 과학적 체질론, 즉 혈액형운기체질론(血液型運氣體質論)을 이야기하고자 한다.

왜 체질(體質, Constitution)을 반드시 알아야 하는가?

일반의학으로 해결되지 않는 질병이 너무나도 많기 때문이다. 일반의학은 평소에 체질을 무시한다. 그러다가 중대한 의료사고가 나면 체질 탓을 한다. 일반의학으로 안 되는 질병의 치유와 개선(증상 완화)을 위해서 귀의할 곳은 어디인가? 체질의학(體質醫學, Constitutional Medicine)뿐이다.

체질(體質)과 헌법(憲法)의 영어는 똑같이 'Constitution'이다. 체질과 헌법은 동격이라는 뜻이다. 체질(體質, Constitution)은 인체의 헌법(憲法, Constitution)이다. 헌법을 모르면 국가를 제대로 다스릴 수 없다. 체질을 모르면 인체를 제대로 다스릴 수 없다. 그것을 영어 단어 하나가 가르쳐준다.

체질의학에는 무엇이 필요한가?

정확한 체질 감별법과 확실한 체질 처방만 있으면 된다. 체질 감별법은 간명할수록 좋고, 체질 처방은 가짓수가 적을수록 좋다.

체질의학의 특징은 무엇인가?

체질이 같으면, 병명에 관계없이 만병에 대한 처방이 기본적으로 같다. 그리고 뇌력 향상의 처방도 같다. 체질이 다르면, 같은 병명이라도 처방이 확연히 다르다. 그리고 뇌력 향상의 처방도 다르다. 이것이 체질의학의 특징이다.

확실한 체질 처방이 정립되어 있다고 가정했을 때, 체질의학의 승부를 가르는 관건은 무엇인가? 정확한 체질 감별이다.
확실한 체질 처방이 정립되어 있다고 가정했을 때, 체질의학의 장점은 무엇인가? 체질 감별을 정확하게 하면 탁월한 효과를 낸다는 점이다.
확실한 체질 처방이 정립되어 있다고 가정했을 때, 체질의학의 단점은 무엇인가? 체질 감별을 잘못하면 치명타를 입힌다는 점이다.

현대 서양의학처럼 획일적인 병명 중심 의학에서는 체질의학이 성립하지 않는다. 과거 서양의학의 대표적인 체질론은 히포크라테스의 4체액설, 갈레노스의 4기질설이다. 그런데 구체적인 이론과 처방이 전승되고 있는가?

  조선시대 이제마의 사상체질 한의학은 구체적인 이론과 한약처방이 전승되고 있다. 이제마는 체질의학의 거인이다. 그런데 이제마의 사상체질 한의학은 체질 감별이 어렵고 한약 처방의 가짓수가 너무 많다. 체질 감별이 어렵다는 말은 그 의학이론의 과학성과 생명안전성이 부족하다는 뜻이다. 이제마의 사상체질 한의학은 세계의학사에 기록될 업적이지만, 과학성과 생명안전성이 부족한 단점이 있다.

  21세기를 살아가는 나는 이제마라는 거인의 등을 타고, 체질의학의 과학성과 생명안전성을(100% 완벽하지는 못하지만 최대한) 보장할 수 있는 방법을 찾기 위해 평생 연구했다. 그 결과 혈액형운기체질의학(血液型運氣體質醫學, 혈액형별맞춤의학=동서의학융합과학)을 정립했다.

  혈액형운기체질의학(혈액형별맞춤의학=동서의학융합과학)은 혈액형이 다르면 체질도 다르고 만병에 대한 처방도 다르고 뇌력 향상의 처방도 다르다. 같은 이치로 혈액형이 같으면, 체질도 같고 만병에 대한 처방도 같고 뇌력 향상의 처방도 같다.

ABO식 혈액형

  서양의학이 발견한 ABO식 4가지 혈액형은, '수혈요법(輸血療法)의 생명안전성(生命安全性)'을 보장하는 '객관적 기준'으로 작동한다.

  왜 그런가? 혈액형에는 인체의 체질정보(體質情報), 즉 운기정보(運氣情報)=기후정보(氣候情報)=음양정보(陰陽情報)가 내재하기 때문이다.

ABO식 4가지 혈액형에 따라 인체의 체질정보(體質情報), 즉 운기정보(運氣情報)=기후정보(氣候情報)=음양정보(陰陽情報)가 다르다. 이것을 일컬어 '혈액형운기체질(血液型運氣體質)'이라고 한다.

혈액형운기체질론(血液型運氣體質論)

이것은 일찍이 세상에 없었던 의론(醫論)이다.

'혈액형운기체질론'의 진실성 검증은, 이 책의 혈액형별맞춤 생활처방의 실천을 통해, 누구나 ABO식 혈액형에 따라 검증할 수 있다.

'혈액형운기체질론'을 이해하려면 '혈액형의 결정적 가치', '운기(運氣)', '체질(體質)', '혈액형운기체질'의 뜻을 하나하나 짚어보면 된다.

'혈액형의 결정적 가치'는 무엇인가?

의학의 과학화, 그 핵심은 '부작용 없고 효율 높은 치료 결과의 재현성 보장'이다. 그러기 위해서는 '조건의 동일성', 즉 '객관적 기준'이 전제되어야 한다. 과학은 '객관적 기준'이 먼저 정립되어야 '결과의 재현성'을 논할 수 있다는 뜻이다.

현대 동서의학의 '객관적 기준'은 병명(病名)이다. 그런데 그동안 병명을 '객관적 기준'으로 삼아 동서의학을 해본 결과 낮은 치료효율과 각종 부작용이 대두되었다. 이제 병명(病名)보다 더 근본적인 '객관적 기준'[예를 들어, '병명(病名)+ABO식 혈액형']이 필요하다는 것을 인식해야 한다.

 한편, ABO식 혈액형은 생명나눔인 수혈의 '객관적 기준'이다. ABO식 혈액형은 시공의 장벽(남녀노소의 장벽과 동서양의 장벽)에 걸리지 않고 수혈의 '객관적 기준'으로 작동된다. 이 말은 곧, ABO식 혈액형에는 '수혈의 생명안전성'을 보장할 수 있는 '정보(情報)'가 숨어 있다는 뜻이다. 무슨 정보인가?

ABO식 혈액형에 내재하는 '정보'

 ABO식 혈액형에는 개별 인체의 음양정보, 즉 [운기(運氣)정보=기후정보=온도(한열 寒熱)와 습도(조습 燥濕)의 편차정보=체질정보]가 선천적으로 시스템화 되어 내재한다. ABO식 혈액형에 내재한 이 정보는 한의학의 핵심 정보이기도 하다.

 ABO식 혈액형에 내재한 이러한 정보는 어떤 의미와 힘이 있는가?

 첫째, ABO식 혈액형에 내재한 이러한 정보 때문에 ABO식 혈액형은 서양의학에서 수혈의 생명안전성을 위한 '객관적 기준'으로 작동된다.

 둘째, ABO식 혈액형에 내재한 이러한 정보 때문에 ABO식 혈액형은 동서의학융합과학의 '객관적 기준'으로 작동될 수 있다.

 셋째, ABO식 혈액형에 내재한 이러한 정보는 동서의학이 '과학적 의학', '근거중심의학', '생명안전성과 지속가능성이 보장되는 의학'이 될 수 있는 핵심 밑천이자 '객관적 기준'으로 작동될 수 있다.

'과학적 의학'은 곧 '근거중심의학'이요 '생명안전성과 지속가능성이 보장되는 의학'이다.

이상이 '혈액형의 결정적 가치'이다.

'운기(運氣)'란 무엇인가?

운기(運氣)는 기후(氣候)다. 기후에는 '내 몸 밖의 자연기후[운기(運氣)]'가 있듯이 '내 몸 안의 신체기후[운기(運氣)]'가 있다. 인체는 소우주다. 대우주에 기후가 있듯이 소우주인 인체에도 당연히 기후가 있다.

'내 몸 밖의 자연기후[운기(運氣)]'는 온도(한열 寒熱)와 습도(조습 燥濕)의 편차에서 비롯된다.

온도(한열 寒熱)와 습도(조습 燥濕)는 결국 음양론(陰陽論)이다. 즉 온도(한열 寒熱)에서 한(寒)은 음(陰)이고 열(熱)은 양(陽)이다. 또한 습도(조습 燥濕)에서 습(濕)은 음(陰)이고 조(燥)는 양(陽)이다. 그래서 온도(한열 寒熱)와 습도(조습 燥濕)의 편차, 즉 음양(陰陽)의 편차에서 '내 몸 밖의 자연기후, 즉 운기(運氣)'가 생성된다.

'내 몸 안의 신체기후[운기(運氣)]'도 '내 몸 밖의 자연기후[운기(運氣)]'와 마찬가지로, 온도(한열 寒熱)와 습도(조습 燥濕)의 편차에서 비롯된다.

온도(한열 寒熱)와 습도(조습 燥濕)는 결국 음양론(陰陽論)이다. 즉 온도(한열 寒熱)에서 한(寒)은 음(陰)이고 열(熱)은 양(陽)이다. 또한 습도(조습

燥濕)에서 습(濕)은 음(陰)이고 조(燥)는 양(陽)이다. 그래서 온도(한열 寒熱)와 습도(조습 燥濕)의 편차, 즉 음양(陰陽)의 편차에서 '내 몸 안의 신체기후, 즉 운기(運氣)'가 생성된다.

그래서 운기(運氣)정보[기후정보=온도(한열 寒熱)와 습도(조습 燥濕)의 편차정보]는 음양정보로 귀결되는 바, 다음과 같이 정리할 수 있다.

'운기(運氣)정보[기후정보=온도(한열 寒熱)와 습도(조습 燥濕)의 편차정보=음양정보]'

'내 몸 안의 신체기후[운기(運氣)]'를 일컬어 내 몸의 '체질(體質)'이라고 한다. '내 몸 안의 신체기후[운기(運氣)정보', 즉 내 몸의 '체질정보(體質情報)'는 앞에서 밝혔듯이 나의 'ABO식 혈액형'에 숨어 있다.

'체질(體質, Constitution)'이란 무엇인가?

체질(體質, Constitution)은 다음 두 가지로 나눌 수 있는데, 표현이 다를 뿐 그 의미는 서로 같다. 왜냐하면 모든 인간의 생명장(生命場)은 음양조화가 이루어져야 물질대사가 일어나는 전자기장(電磁氣場)이어서 결국 음양론(陰陽論)으로 귀결되기 때문이다.

첫째, 체질이란 개별인체의 전자기적 음양편차(성)정보이다. 줄여서 '개별인체의 전자기적 음양정보'라고 이해해도 된다.

둘째, 체질이란 개별인체의 운기(運氣, 기후)적 음양편차(성)정보[온도(한열 寒熱)와 습도(조습 燥濕)의 편차(성)정보]이다. 줄여서 '개별인체의 운기(運氣, 기후)적 음양정보'라고 이해해도 된다.

체질이란 결국 개별인체의 음양정보이자 운기(運氣)정보, 즉 기후정보[온도(한열 寒熱)와 습도(조습 燥濕)의 편차 정보]이다. 그래서 이 책에서는 체질을 '개별인체의 음양정보[운기(運氣)정보=기후정보=온도(한열 寒熱)와 습도(조습 燥濕)의 편차(성)정보]', 또는 '개별인체의 음양정보(운기정보=기후정보)'라고 간명하게 표현하기로 한다.

그리고 체질은 영어 단어 'Constitution'의 의미를 빌려 비유하자면 개별인체의 헌법(憲法)이다. 국가를 통치하려면 헌법을 알아야 하듯이, 인체를 다스리려면 개별인체의 헌법(憲法)인 체질[개별인체의 음양정보(운기정보=기후정보)]을 반드시 알아야 한다는 뜻이 영어 단어 'Constitution'에 숨어 있다.

그러므로 인체와 지통하는 의학, 그것을 제대로 하려면 개별인체의 헌법인 체질[개별인체의 음양정보(운기정보=기후정보)]을 먼저 파악해야 한다.

'체질의학(體質醫學)'이란 무엇인가?

첫째, 체질의학은 같은 병일지라도 의론(醫論)이 체질별로 완전히 다른 반면, 같은 체질인 경우는 만병에 대한 의론이 같은 의학이다. 그러므로 체질의학은 체질별로 한 가지 중심 의론으로 만병의 원인을 설명할 수 있어야 한다.

체질별로 만병의 원인을 설명할 수 있는 한 가지 중심 의론이 없으면 체질의학이 될 수 없다. 체질의학은 개별인체의 헌법인 체질[개별인체의 음양정보, 즉 운기(運氣)정보=기후정보]을 다스리는 의학이다.

둘째, 체질의학은 같은 병일지라도 체질별로 처방(處方)이 완전히 다른 반면, 같은 체질인 경우는 만병에 대한 처방이 같은 의학이다. 그러므로 체질의학은 체질별로 한 가지 중심 통치방(通治方)으로 온몸의 만병을 다스릴 수 있어야 한다. 체질별로 온몸의 만병을 다스릴 수 있는 한 가지 중심 통치방이 없으면 체질의학이 될 수 없다.

셋째, 체질의학은 한 가지 중심 통치방으로 온몸의 만병을 다스릴 수 있는 의학이다. 그러므로 체질의학은 전신증상이나 각종 합병증을 잘 다스릴 수 있다. 그래서 체질의학은 (스포츠선수, 연구원, 수험생의 전신 컨디션 향상), (소화흡수 불량, 뇌 장애, 심장 장애, 과잉행동 등 다양한 전신증상을 띠는 특수교육 대상자), (당뇨, 고혈압, 뇌·심장·혈관 질환, 중풍, 관절염 등이 함께 나타나는 성인 합병증), (전신증상을 나타내는 각종 자가 면역 질환과 감기몸살), [어디로 전이될지 모르는 암(癌)] 등에 긴요하다. 병명에 관계없이 전신증상이나 각종 합병증을 전체적으로 잘 다스릴 수 있는 의학의 플랫폼(기반)은 체질의학뿐이다.

'혈액형운기체질(血液型運氣體質)'이란 무엇인가?

ABO식 혈액형에 담겨 있는 개별인체의 체질정보, 즉 음양정보[운기정보=기후정보=온도(한열 寒熱)와 습도(조습 燥濕)의 편차(성)정보]를 일컬어 '혈액형운기체질(血液型運氣體質)'이라고 명명한다.

괄호 안의 용어는 운기론[기후론 ; 온도(한열 寒熱)와 습도(조습 燥濕)의 관계성]의 용어다. 체용론(體用論)으로 표현하면, 음양은 본체이고 음양의 작용은 운기론[기후론 ; 온도(한열 寒熱)와 습도(조습 燥濕)의 관계성]으로 설명된다. 운기론[기후론 ; 온도(한열 寒熱)와 습도(조습 燥濕)의 관계성]은 결국 음양론으로서 서로 같은 뜻이다.

혈액형운기체질(血液型運氣體質)
· A형 = 강음(強陰) 체질 : 습강조약(濕強燥弱) 체질
· B형 = 약음(弱陰) 체질 : 한강열약(寒強熱弱) 체질
· AB형 = 강양(強陽) 체질 : 조강습약(燥強濕弱) 체질
· O형 = 약양(弱陽) 체질 : 열강한약(熱強寒弱) 체질

혈액형운기체질의 기본처방 원리

혈액형운기체질의 기본처방 원리는 혈액형에 내재하는 체질정보와 음양조화를 이룬다. 동서의학, 자연의학, 대체의학 등 모든 의학의 각종 처방은 반드시 우주만물관통원리인 음양조화원리를 따라야 한다. 음양조화의 원리에 귀의하지 않는 처방은 비과학적인 처방인 바, 각종 부작용이 초래되고 치료효율도 낮아질 수밖에 없다.

A형 = 강음(強陰) 체질 : 습강조약(濕強燥弱) 체질 ⇒ 사습보조(瀉濕補燥)의 처방.
B형 = 약음(弱陰) 체질 : 한강열약(寒強熱弱) 체질 ⇒ 사한보열(瀉寒補

熱)의 처방.

AB형 = 강양(强陽) 체질 : 조강습약(燥强濕弱) 체질 ⇒ 사조보습(瀉燥補濕)의 처방.

O형 = 약양(弱陽) 체질 : 열강한약(熱强寒弱) 체질 ⇒ 사열보한(瀉熱補寒)의 처방.

체질을 고려하지 않는 병명 중심 의학은 각종 부작용이 심각하다. 그리고 기존의 각종 체질론도 체질론 개념의 비과학성과 부정확성, 체질 기준의 비과학성과 부정확성, 체질 감별법의 비과학성과 부정확성, 체질 처방의 비과학성과 부정확성으로 인하여 역시 각종 부작용이 심각하다. 어떻게 해야 하는가?

'병명 중심 의학'과 '기존의 비과학적인 각종 체질론'에 집착할 것이 아니라, 과학적인 '혈액형운기체질의학'으로 패러다임 쉬프트(paradigm shift)를 하면 된다. 다시 말해 혈액형을 객관적 기준으로 정하고, 혈액형에 내재된 한의학의 핵심정보이자 개별인체의 체질정보-음양정보[운기정보=기후정보=온도(한열 寒熱), 습도(조습 燥濕)의 편차(성)정보]와 음양조화를 이룰 수 있도록, 각종 치료법과 섭생법을 구축하면 된다. 동서의학융합과학(혈액형운기체질의학)의 각종 처방은 위와 같은 혈액형운기체질(血液型運氣體質)과 음양조화(陰陽調和)를 이루는 통치방(通治方)이므로 병명에 관계없이 모든 경우에 활용할 수 있다.

음양조화원리와 체질론에 비추어 보면, 거의 모든 질병의 근본원

인을 다음과 같이 정리할 수 있다. (사고, 각종 공해독과 오염물질로 인한 발병은 제외)

자신의 체질개별 인체의 음양정보[운기정보=기후정보=온도(한열 寒熱)와 습도(조습 燥濕)의 편차(성)정보]과 음양조화를 이루지 못하는 섭생법과 각종 치료법(투약법, 침법 등) ⇒ 인체 내의 한열조습(寒熱燥濕), 즉 운기(기후)의 불량으로 인한 물질대사 불량(인체농사 불량) ⇒ 담음(痰飮), 어혈(瘀血), 염증(炎症) 등의 체내 오염물질 생성 ⇒ 온갖 급·만성 질병의 발생

'의학'은 비유하자면 '인체농사'다. '혈액형운기체질의학(血液型運氣體質醫學)'의 요체는 다음과 같다.

첫째, 병명(病名)에 따라 일률적으로 동일하게 질병 치료를 하지 않는다.

둘째, ABO식 혈액형에 내재된 정보, 즉 개별 인체의 음양정보[운기(運氣)정보=기후정보=온도(한열 寒熱)와 습도(조습 燥濕)의 편차(성)정보=체질정보=한의학의 핵심정보]와 음양조화(陰陽調和)를 이루도록 병명(病名)에 따른 각종 치료법(투약, 포도당점적주사, 침뜸, 식이요법 등)을 ABO식 혈액형별로 다르게 적용하여 '인체농사'를 짓는 의학이다.

11. 왜 식이요법인가?

면역력(생명력, 자연치유력)강화를 위한 핵심처방은 무엇인가?

인체의 면역력(생명력, 자연치유력)을 강화하는 각종 섭생법(생활처방) 중 식이요법 처방이 가장 중요하다. 왜냐하면 평소 섭취한 음식물이 면역력의 근원이 되기 때문이다. 음식물은 인체의 소화흡수 과정을 거쳐 기혈(氣血)이 되고, 그 기혈은 면역력의 근원물질로 작동한다.

약식동원(藥食同源)이라는 격언이 있다. 약으로 질병을 다스리지 못할 경우에는 음식으로 질병을 다스려야 한다는 격언도 있다. 이들 격언에는, 식이요법 처방이 약 처방보다 더 어렵다는 깊은 의미가 숨어 있다. 사실 식이요법의 효과나 부작용은 약의 효과나 부작용 못지않다.

식이요법 처방의 핵심은 무엇인가?

식이요법 처방의 핵심은 인체와 음식 재료 사이에 이루어지는 음양조화다. 인체와 음식 재료 사이에 음양조화가 이루어지지 않으면, 음식 재료가 아무리 자연산이고 유기농이라도 결국 부작용이 난다.

된장, 요구르트, 효소 등 발효식품은 누구에게나 무조건 다 좋다고 맹신하면 안 된다. 만물의 음양 본질은 발효를 하든 찌거나 삶거나 볶든 변하지 않는다. 발효식품도 원재료의 음양을 판별하여 식이요법에 활용해야 한다.

12. 왜 음식 섭취량과 저녁 단식이 중요한가?

음식 섭취량과 저녁 단식

면역력(생명력, 자연치유력) 강화를 위해서 음식 섭취량과 저녁단식에 대해 특별히 강조한다.

면역력(생명력, 자연치유력)을 강화하여 각종 난치병을 자연 치유하거나 개선(증상 완화)하려면, 자신의 혈액형과 음양조화를 이루는 음식물을, 아침과 점심은 위장의 7~8할 정도 먹고, 저녁은 단식하는 것이 바람직하다.

왜 음식 섭취량은 위장의 7~8할로 해야 하는가?

영양분이 많은 음식물을 배부르게 먹는다고 해서 그 영양분을 인체가 다 소화·흡수하는 것이 아니다. 자동차 엔진 시스템의 연비(燃費)가 있듯이 인체 엔진 시스템(오장육부)의 연비(소화흡수율)도 있다. 정확한 추산은 어렵지만, 인체의 소화흡수율은 건강한 경우라도 그리 높지 않다.

자신의 혈액형과 음양조화를 이루는 음식물을, 위장의 7~8할 분량으로 섭취하면, 인체 엔진 시스템(오장육부)의 연비(소화흡수율)가 최적화되어 맑은 기혈이 순조롭게 생산되고 노폐물 배출은 최소화된다. 그리고 맑은 기혈은 온몸을 원활하게 순환하면서 탈난 곳을 자연 치유한다.

소식하면 머리의 기혈이 넉넉해져서 판단력과 집중력이 향상되고, 팔다리의 기혈도 충분해져서 활력이 넘친다. 남녀의 성기와 자궁에도 마찬가지 원리가 적용되어 정력부족, 불감증, 불임증의 근본 해결책이 될 수 있다.

그런데 정력과 불임증에 좋다고 하면, 음양조화원리를 무시하고 이것저것 배부르게 많이 먹어서 오히려 정력 부족, 불감증, 불임증이 되는 경우가 많다.

온몸이 치유되거나 개선(증상 완화)되는 원리도 마찬가지다. 이러한 원리의 효과는, 저녁을 단식하면, 배기된다.

과식이란 음식물을 배부르게 먹는 것이다. 과식하면 인체 엔진 시스템(오장육부)의 연비(燃費, 소화흡수율)가 떨어지고 탁한 기혈이 생산된다. 이러한 현상은 자신의 혈액형과 음양조화를 이루지 못하는 음식물을 과식하면 더 심하게 마련이다. 그리고 탁한 기혈은 온몸을 순환하면서 탈난 곳을 더 탈나게 한다. 게다가 과식한 음식물을 처리하기 위해 머리와 팔다리 등 온몸의 기혈이 위장으로 몰린다.

과식하면 머리의 기혈이 부족해져서 판단력과 집중력이 약해지고, 팔다리의 기혈도 부족해져서 나른해지고 졸음이 쏟아진다. 남녀의 성기와 자궁에도 마찬가지 원리가 적용되어 정력부족, 불감증, 불임증의 근본 원인이 될 수 있다. 온몸이 탈나는 원리가 마찬가지다.

힘을 많이 쓰는 막노동꾼이나 운동선수는 음식을 배부르게 먹어야 하는가? 아니다. 막노동꾼이나 운동선수들도 절대로 한꺼번에 배부르게 먹지 말고, 여러 차례 나누어 조금씩 먹어야 한다. 그렇게 해야 기혈이 위장에 정체되지 않고 온몸으로 원활하게 순환한다.

기혈이 온몸으로 원활하게 순환하면 판단력 향상, 집중력 향상, 업무능률 향상, 운동능률 향상, 부상 방지, 피로회복 촉진, 부상회복 촉진 등의 다양한 효과가 난다. 두뇌작업을 하는 학생, 수험생, 연구원도 마찬가지 원리가 적용된다.

왜 저녁 단식을 해야 하는가?

저녁 단식을 하면, 밤새 인체 엔진 시스템(오장육부)이 쉬면서 자정력(自淨力)을 발휘하여 기혈(氣血)을 맑히므로, 면역력(생명력, 자연치유력)이 강화된다. 면역력(생명력, 자연치유력)이 강화되면 모든 질병은 (병명을 불문하고) 치유되거나 개선(증상 완화)된다. 이것은 생명의 섭리다.

저녁 단식으로 특효를 보는 경우가 있다. 피로 회복, 부상 회복, 악성 비만, 피부미용, 불감증, 불임증 등이다.

일반적으로 만물이 쉬면서 자가 정비를 하여 활력을 회복할 수 있을 때는 언제일까? 태양이 지고 없는 깜깜한 밤이다. 인간 생명의 중심인 인체 엔진 시스템(오장육부)도 깜깜한 밤에는 쉬면서 자가 정비를 해야 활력을 회복한다. 그런데 우리는 저녁을 푸짐하게 먹고 밤새 인간 엔진 시스템(오장육부)을 혹사시키니 각종 탈이 날 수밖에 없다. 팔다리만 쉰다고 해서 인체가 온전히 쉴 수 있는 것이 아니다.

인체의 온전한 휴식은, 인체 엔진 시스템(오장육부)의 휴식에서 비롯된다.

밤에는 만물이 쉬면서 자가 정비를 하고 활력을 회복하는 것이 자연의 섭리다. 인간생명의 중심인 인체 엔진 시스템(오장육부)도 밤에는 쉬면서 자가 정비를 하고 활력을 회복하는 것이 자연의 섭리다. 때를 놓치지 않고 자연섭리에 순응하면, 우리의 몸은 에누리 없이 보답한다!

저녁을 자발적으로 굶어보라! 그리고 우리의 몸이 얼마나 기특하게 보답하는가를 관찰해보라! 우리는 몸이 없으면 영혼도 없고 인생도 없다.

제4부 서양의학의 과학화, 한의학의 과학화, 동서의학융합과학을 위한 궁극적 방법

1. 의학의 화두인 생명안전성의 관건은 무엇인가?

　의학은 생명과 직통한다. 그러기에 의학의 화두는 생명안전성(生命安全性)일 수밖에 없다. 의학에서 생명안전성은 어디에 달려 있는가? 의학의 과학성(科學性)에 달려 있다.

　의학에서 생명안전성의 관건이 과학성이라면 의학의 과학성은 어디에 달려 있는가? 당연히 몸의 반응에 달려 있다. 몸은 거짓말하지 않는다.

2. 몸이 반기는 처방을 내놓아야 생명안전성이 보장된다.

몸은 과학 중의 과학이다. 정확한 반응, 거짓 없는 반응은 과학의 특징이다. 몸은 절대 거짓말을 하지 않는다. 몸은 각종 음식과 온갖 치료법에 대해서 정확한 반응, 거짓 없는 반응을 한다.

첫째, 몸은 각종 음식에 대해서 정확한 반응, 거짓 없는 반응을 한다. 섭취한 음식이 몸에 좋으면 소화·흡수·배출이 순조롭고 활력이 넘치는 반응을 한다. 섭취한 음식이 몸에 안 좋으면 뱃속이 불편해지고 소화·흡수·배출이 순조롭지 못하며 온몸에 각종 부작용을 나타낸다.

둘째, 몸은 의학에 대해서도 정확한 반응, 거짓 없는 반응을 한다. 몸에 좋은 처방이면 부작용을 나타내지 않고 오로지 반긴다. 몸에 좋지 않은 처방이면 반드시 여러 가지 부작용을 표출한다.

몸에 좋은 처방에 대해 몸이 나타내는 대표적인 반응은 무엇인가? 뱃속이 편안해지는 것, 소화·흡수·배출이 순조롭게 되는 것, 통증 감소, 숙면(熟眠), 심신 활력 등이다.

몸에 좋지 않은 처방에 대해 몸이 나타내는 대표적인 부작용은 무엇인가? 뱃속이 불편해지는 것, 소화·흡수·배출이 순조롭지 못하게 되는 것, 통증 증가, 불면증, 짜증, 만성피로 등이다.

명현현상

단식요법이나 자연요법의 치유과정 중에 명현현상(瞑眩現象)이라는 특별한 현상이 나타나는 경우가 있다. 치료로 인해 호전반응(好轉反應)이 계속되는 중에, 평소 아팠던 부위가 더 악화되는 현상이 잠시 나타나는 것을 일컬어 명현현상이라고 한다. 그런데 명현현상과 악화현상(惡化現象)은 구별해야 한다.

명현현상과 악화현상을 어떻게 구별하는가? 뱃속이 편안하고 소화·흡수·배출이 순조로운 가운데 평소 아팠던 부위가 더 악화되는 현상이 잠시 나타나는 것은 명현현상이다. 반면에 뱃속이 불편해지고 소화·흡수·배출이 순조롭지 못하게 되면서 평소 아팠던 부위가 더 악화되면 그것은 명현현상이 아니라 악화현상이다.

몸에 좋은 음식과 치료법 판별하는 방법

몸에 이로운 음식과 치료법을 쉽게 판별하는 방법이 있을까? 몸에 이로운 음식과 치료법은 뱃속을 편하게 한다. 이것이 핵심이고 본질이다.

뱃속에는 인체의 중심인 장부(臟腑)가 들어 있다. 장부(臟腑)의 주 임무는 소화·흡수·배출이다. 소화흡수배출이 잘 되면 맑은 기혈(氣血)이 생성된다. 맑은 기혈은 각종 질병을 치유하거나 개선(증상 완화)할 수 있는 근본물질이다. 뱃속이 편하다는 것은 인체의 중심인 장부(臟腑)가 편안하게 잘 작동한다는 뜻이다.

같은 이치로 뱃속을 불편하게 만드는 음식과 치료법은 근본적으로 몸에 해롭다.

인체는 의학의 원천일 뿐 아니라 과학의 원천이기도 하다. 의학을 과학적으로 할 수 있는 궁극적인 방법은 무엇인가? 몸이 반기는 의학을 하는 것이다. 세상에는 다양한 의학이 있다. 자신의 질병을 치유하고 개선(증상 완화)하려면, 자신의 몸이 반기는 처방을 해주는 의학을 선택해야 한다.

코로나19 바이러스에 걸린 환자에게 투여한 에이즈 약에 대하여 몸이 반겼을까? 아니면 부작용으로 고생을 했을까? 아토피 등 각종 자가 면역 질환에 사용하는 스테로이드제에 대하여 몸이 반길까? 아니면 부작용으로 고생을 할까? 항암제에 대하여 몸이 반길까? 아니면 부작용으로 고생을 할까? 투여한 약들에 대해서 몸이 반기면 과학이고, 각종 부작용이 나타나고 몸이 반기지 않으면 사이비 과학이다.

의학에는 제도권 의학과 비(非)제도권 의학이 있다. 그런데 제도권 의학이라고 해서 다 과학인 것은 아니다. 제도권 의학의 처방에도 과학적 처방이 있고 비과학적 처방이 있다. 사실이다. 그리고 비제도권 의학이라고 해서 다 비과학인 것은 아니다. 비제도권 의학에도 과학적 처방이 있고 비과학적 처방이 있다. 사실이다. 이러한 사실을 어떻게 판별할 수 있는가? 몸이 스스로 알아서 판별한다.

각종 질병을 치유하고 개선(증상 완화)하려면, 제도권 의학 처방이든 비제도권 의학 처방이든 자신의 몸이 반기는 처방을 따르면 된다. 몸이 하는 말에 귀를 기울이면 건강을 지킬 수 있다. 의학을 과학적으로 하려면 반드시 몸이 반기는 처방을 적용해야 한다.

한의학 학자로서 나는 한탄한다.

각종 질병에 대한 낮은 치료 효율과 각종 심각한 부작용을 따지자면 감히 과학이라는 말을 쓸 수도 없는 의학이 바로 서양의학이다. 그런데 서양의학은 지구촌을 휩쓸고 있는 코로나19 바이러스에 대한 해결책(치료약과 백신)이 없으면서도 코로나19 바이러스 해결에 대한 주도권을 행사하고 있다. 2000년의 경험이 축적된 한의학의 지혜는 용납되지 않는 세상이다. 이 시대의 아이러니이고 비극이다. 서양의학은 자기들만이 과학이라고 자랑을 한다. 어쩌면 서양의학은 과학을 넘어 어느새 종교 중의 종교가 되었는지 모른다.

동서의학융합과학을 연구한 학자로서 나는 다시 한 번 직언한다. 코로나19나 각종 바이러스 질환에 대처하려면 다음과 같은 패러다임이 필요하다고!

첫째, 잡다한 지식은 다 버리고 생명을 주재(主宰)하는 기본원리(음양조화원리)에 귀의(歸依)한다.

둘째, 생명을 주재하는 기본원리를 구현(具顯)할 수 있는 객관적 기준(혈액형)에 귀의한다.

셋째, 생명을 주재하는 기본원리(음양조화원리)를, 객관적 기준(혈액형)에 따라 구현하는 각종 처방(약차요법과 식이요법을 중심으로 한 생활처방)을 도출(導出)해낸다.

세상의 모든 의학자는 명심해야 한다. 의학의 근본 화두는 생명안전성이다. 의학의 생명안전성은 의학의 과학성에 달려 있고, 의학의 과학성은 몸의 반응에 달려 있다. 몸에 좋은 처방에 대해서는 몸이 얼씨구나 하고 반긴다. 몸에 좋지 않은 처방에 대해서는 각종 부작용을 나타낸다. 몸은 절대 거짓말을 안 한다.

　부작용을 내는 의학은 생명안전성을 보장할 수 없다. 생명안전성이 보장 안 되는 의학을 어찌 과학이라고 할 수 있겠는가? 몸이 반기는 처방을 제시해야, 그 의학의 과학성과 생명안전성도 보장된다.

3. 서양의학의 과학화, 한의학의 과학화, 동서 의학융합과학을 위한 궁극적 방법은 같다.

의학의 과학성에 대한 판단기준은 치료 효율과 부작용이다. 낮은 치료 효율과 각종 부작용에 비추어보면, 서양의학도 진정한 과학이 아니고 한의학도 진정한 과학이 아니다. 세상의 다른 모든 의학도 마찬가지다.

현대 동서의학의 시설과 기계장비를 육안(肉眼)으로 보면, 최첨단 과학인 것처럼 보인다. 그러나 자연섭리에 비추어 심안(心眼)으로 보면, 자연에서 너무나도 멀어진 철근콘크리트와 플라스틱 건물에 영혼이 없는 기계장비일 뿐이다. 게다가 '생명을 주재하는 중심원리의 객관적 구현'이라는 거울에 비추어보면, 동서의학은 모두 제 정신을 잃은 채 의학을 하고 있다.

서양의학, 한의학을 과학화할 수 있는 방법은 무엇일까? 그리고 동서의학을 과학적으로 융합할 수 있는 방법은 무엇일까?

패러다임의 과학화

학문의 과학성, 효용성, 부작용, 생명안전성, 지속가능성의 시종

(始終)은 무엇인가? 그 학문의 패러다임이다. 의학도 마찬가지다.

서양의학을 과학화하려면 서양의학의 패러다임을 과학화해야 한다. 한의학을 과학화하려면 한의학의 패러다임을 과학화해야 한다. 세상 모든 의학이 마찬가지다.

서양의학의 과학화, 한의학의 과학화, 동서의학융합과학을 위한 패러다임은 다음과 같이 똑같다. 세상 모든 의학의 과학화를 위한 패러다임, 의학의 득도를 위한 패러다임도 마찬가지다.

첫째, 잡다한 의학지식은 다 버리고, 생명을 주재하는 보편적 기본원리(음양조화원리)에 귀의한다.

둘째, 생명을 주재하는 보편적 기본원리(음양조화원리)를 구현할 수 있는 객관적 기준[생명나눔(수혈요법)의 생명안전성을 보장하는 보편적 기준(혈액형)]에 귀의한다.

셋째, 생명을 주재하는 보편적 기본원리(음양조화원리)를, 보편적 기준(혈액형)에 따라 객관적으로 구현하는 각종 치료법[투약요법(投藥療法), 식이요법(食餌療法), 침구요법(鍼灸療法) 등과 예방법(백신)]을 도출한다.

이 패러다임은 동서의학의 수많은 처방을 모두 과학화할 수 있는 방법이다. 혈액형에 내재한 음양정보에 따라서, 생명을 주재하는 기본원리(음양조화원리)를 객관적으로 구현하면, 동서의학이 통째로 과학적 의학이 될 수 있다는 뜻이다. 세상의 모든 의학도 마찬가지다.

이 패러다임에 귀의하지 않고, 『동의보감』의 그 수많은 처방을 일일이 과학화하려고 시도하는 것은 '과학을 하는 방법'을 모르는 소치다. 서양의학도 마찬가지다. 세상의 모든 의학도 마찬가지다.

한의학의 기본원리(음양조화원리)와, 서양의학의 기본정보(혈액형에 내재한 음양정보)는 인체에서 상통한다.
혈액형에 내재한 음양정보에 따라서, 생명을 주재하는 기본원리(음양조화원리)를 객관적으로 구현하는 것!
이것은 동서의학융합과학의 궁극적 방법일 뿐 아니라, 한의학의 과학화와 서양의학의 과학화를 위한 궁극적 방법이기도 하다. 세상의 모든 의학도 마찬가지다.
제 정신을 차리고 의학을 제대로 하려면, 잡다한 의학지식은 다 내려놓고, 오로지 한의학의 기본원리(음양조화원리=생명을 주재하는 중심원리)와 서양의학의 기본정보(혈액형에 내재하는 음양정보)의 상통(相通)하는 핵심을 꿰어 소통시키는 것을 목표로 삼아야 한다.
이런 방법으로 의학을 해야만, 안 되면 왜 안 되는지를 정확히 알 수 있고, 되면 왜 되는지를 정확히 알 수 있다. 아울러 의학을 하는 자들이 '의학을 통한 자유와 행복'을 누릴 수 있다. 누구에게나 인생의 궁극적 의미는 자유와 행복 아닌가?

4. 의학이 과학이 되려면 반드시 구현해야 할 근본원리, 음양조화원리(오운육기론)

　음양조화원리(오운육기론)는 의학이 과학이 되게 하는 근본원리다. 동서의학을 비롯한 각종 의학은 음양조화원리(오운육기론)의 구현이 없이는 절대로 과학이 될 수가 없다.
　왜냐하면 의학의 로망인 과학은 자연섭리를 밝히는 학문이고, 음양조화원리(오운육기론)는 자연섭리의 핵심으로 작동하여 만물의 시종(始終)과 생명체의 물질대사를 주관하기 때문이다.

　인간을 비롯한 모든 생명의 생명장(生命場, Life Field)은 전자기장(電磁氣場, Electro-Magnetic Field)이다. 아인슈타인의 말처럼 인체는 온몸 구석구석마다 전기 에너지 물결이 흐르고 있다. 키를리안 사진에 의하면, 건강한 몸은 전기 에너지 물결이 고르고, 암(癌) 부위는 전기 에너지 물결이 고르지 않다.
　(김상운. 왓칭, 신이 부리는 요술. 서울. 정신세계사. 2011. p.104.)
　다른 동식물과 마찬가지로 인체에도 전기가 흐른다는 뜻이다. 그리고 전기(電氣)와 자기(磁氣)는 동전의 양면과 같으므로, 전기가 흐르면 당연히 자기장(磁氣場)이 함께 형성된다. 그래서 생체전기, 생체자기, 생체전자기, 생체전자기장, 자기공명영상진단 등의 용어가 일반화되어 있다.

한편 인간의 생명장과 우주만물의 장(場)의 본질이 전자기장(電磁氣場)이라는 사실을, 현대물리학의 '양자이론(量子理論)'과 '초끈이론'을 통해서도 살필 수 있다. 그리고 『황제내경(黃帝內經)』「음양응상대론(陰陽應相大論)」은 음양조화원리가 우주만물을 관통하는 원리이자 모든 질병치료의 근본원리임을 확언하고 아울러 자연섭리의 정곡임을 천명한다.

"陰陽者(음양자) 天地之道也(천지지도야) 萬物之綱紀也(만물지강기야) 變化之父母(변화지부모) 生殺之本始(생살지본시) 神明之府也(신명지부야) 治病必求於本(치병필구어본)"
[음양이란 천지의 도이고 우주만물의 기강이다. 그리고 음양은 변화의 주체이며, 살림과 죽임의 시원(始原)이고, 신명이 깃드는 곳이다. (우주만물의) 질병치료는 반드시 근본(음양조화)에서 구해야 한다.]
(양유걸 편, 황제내경 역해. 서울. 성보사. 1980. p.42.)

『황제내경』「음양응상대론」의 음양론 중 '陰陽者 天地之道也 萬物之綱紀也 變化之父母 生殺之本始 神明之府也'에 방점을 찍어 추론하면, 음양조화원리가 작동되는 장(場)은 전자기장(電磁氣場)으로서 인간과 우주만물의 생명현상과 물질대사가 이루어지는 '통일장(統一場)'이고, '음양조화원리'는 그 통일장의 궁극원리라고 사료된다. 동양의 선현들이 음양조화원리를 우주만물 발생원리 및 관통원리로 통찰한 것은 음양조화원리가 작동되는 우주만물의 장(場, field)의 속성이 전자기장(電磁氣場)임을 알았던 것이라고 볼 수 있다.

전자기장의 중심법칙은 음양조화(陰陽調和, The Harmony of Negative and Positive=The Harmony of Water and Fire)이다. 비류취상(比類取象)하여 설명하자면, 음양조화는 음[陰, 마이너스; 물; 달; 밤; 여자; 실린더; 너트; 자물쇠; 한(寒); 습(濕); 한풍(寒風); 습풍(濕風)]과 양[陽, 플러스; 불; 해; 낮; 남자; 피스톤; 볼트; 열쇠; 열(熱); 조(燥); 열풍(熱風); 조풍(燥風)]의 교접[交接, 성교(性交)]이다.

따라서 인체라는 생명장(전자기장)에서 일어나는 모든 생명현상(생화학반응)의 중심법칙도 음양조화(陰陽調和)인 바, 단백질, 지질, 탄수화물, 비타민 등 모든 영양물질과 각종 약성물질의 물질대사도 음양조화가 먼저 이루어져야 생화학반응이 순조롭게 일어난다. 즉 음양조화는 모든 생명현상(생화학반응)을 관통하는 기본법칙이라는 뜻이다. 세상만사 기본이 중요하다.

저자가 생각하기에, 동서의 장벽을 넘어 의학을 과학적으로 하려면 꼭 알아야 할 사항이 있다. 동서고금의 책들이 묻지도 못했고 답도 하지 못한 것이다. 저자는 책벌레로서 평생 독서를 했지만 아래의 질문에 만족할 만한 답을 보지 못했다. 과학이나 의학이 아래 문제에 대해 납득할 만한 해설을 하지 못하면 의학과 과학은 본질을 놓친 셈이 된다. 그래서 자문자답하기로 한다.

왜 지구(地球)의 7할이 물(水)일까?

이 질문은 '의학의 대상인 인체(人體)의 7할이 왜 물(水)일까?' 하는 질문과도 상통한다.

지구의 7할이 물(水)인 이유는, 지구가 저 하늘의 뜨거운 태양(火)과 음양조화(陰陽調和, The Harmony of Water and Fire, The Harmony of Negative and Positive)를 이루기 위함이다.

지구의 물(水)과 태양의 불(火)의 조화는, 하늘과 땅 사이의 기후[氣候, 운기(運氣); 온도(한열 寒熱)와 습도(조습 燥濕)의 편(차)성]를 형성하여, 지구의 온갖 생명이 살아갈 수 있는 바탕이 된다.

다시 말해 지구의 물(水)은 음(陰)의 대표로 작용하고 저 하늘의 뜨거운 태양(火)은 양(陽)의 대표로 작용하여, 서로 음양조화를 이루는 기후[氣候, 운기(運氣); 온도(한열 寒熱)와 습도(조습 燥濕)의 편차(성)]를 형성하기 때문에, 인간을 비롯한 온갖 생명이 지구에 깃들어 살 수 있다는 뜻이다.

지구의 7할이 물(水)인 이유를 알았다면, 인체의 7할이 물(水)인 이유도 알 수 있다. 인체는 지구를 닮은 대표적인 생명체이기 때문에, 인체의 7할이 물(水)이다. 그리고 지구의 물(水)과 태양의 불(火)의 음양조화로 인해, 대우주인 천지간에 기후[氣候, 운기(運氣); 온도(한열 寒熱)와 습도(조습 燥濕)의 편차(성)]가 형성되듯이, 소우주인 개별인체에도 당연히 기후[氣候, 운기(運氣); 온도(한열 寒熱)와 습도(조습 燥濕)의 편차(성)]가 형성된다.

자연섭리를 밝히는 것이 본분인 과학은 이렇게 하는 것이다. 과학성(科學性)을 추구해야 하는 의학도 마찬가지다.

한편 음양조화원리는 한의학에서 오운육기론으로 확장되는 바, 오운육기론은 대우주인 천지와 소우주인 인체의 운기[運氣, 기후(氣候)]를 분석하여 의학에 응용한다. 그래서 이 책에서는 음양조화원리(오운육기론)로 곧잘 표기한다.

어떻게 해야 '동서의학융합과학'이 가능할까?

인체와 자연은 결국 하나다. 그러므로 동서의학은 인체와 자연이 유기적(有機的) 전체성(全體性)을 띠는 융합을 추구해야 명실상부(名實相符)의 동서의학융합과학이 된다. 어떻게 해야 가능할까?

과학의 알파와 오메가는 자연섭리이고, 자연섭리의 정곡은 지구의 물(水) 7할과 저 하늘의 뜨거운 태양(火)이 연출하는 음양조화원리다. 따라서 인간이 자연의 일부로서 동서의 장벽에 관계없이 과학적으로 의학을 하려면 자연섭리의 정곡인 음양조화원리(오운육기론)를 따라야 한다.

동의보감의 수천 가지 처방 하나하나, 동서의학의 그 수많은 처방 하나하나를 일일이 과학적으로 융합할 것이 아니라, 그 수많은 처방을 만들어낸 동서의학의 패러다임 중 우주 보편의 원리에 합당한 패러다임을 골라서 바로 그것을 통째로 객관적 기준에 따라 시스템화하면 자연과 인체가 '유기적(有機的) 전체성(全體性)을 띠는' 동서의학융합과학이 된다.

그러므로 동서의학융합과학은 당연히 우주만물을 관통하는 원리인 음양조화원리(오운육기론)에 순응하는 패러다임을 추구해야 부작용이 없다. 부작용 없는 의학이 바로 과학성, 생명안전성, 지속가능성이 보장되는 의학의 첫걸음이다.

음양조화원리의 진가

그렇다면 자연의 모든 생명에게 작용되는 음양조화원리의 진가는 무엇인가?

음(陰 : 암컷, 이브)과 양(陽 : 수컷, 아담)이 교접·감응하여 새 생명이 태어나 '생명의 연속성'이 영위되듯이, 음성[陰性, 또는 양성(陽性)]의 생명체와 양성[陽性, 또는 음성(陰性)]의 먹을거리가 교접·감응하여 개별 생명체의 '생명현상'이 영위되는 것이 바로 음양조화원리의 진가다. 따라서 각종 치료법도 응당 음양조화원리를 추구해야 한다.

그리고 생명체의 물질대사(物質代謝, Metabolism)를 비롯한 모든 생명현상(生命現象)은 단순히 위쪽에서 아래쪽으로 내려가는 물리적 현상이 아니라 전방위(全方位), 즉 입체적으로 복잡하면서도 정연하게 일어나는 생화학현상(生化學現象)인 바, 그 생화학현상의 원동력은 바로 음양조화원리에 의해 일어나는 기전력(起電力)이다. 따라서 앞에서도 설명한 것처럼, 생명체의 모든 영양분(단백질, 지질, 탄수화물, 비타민, 유기물 등)과 약성물질의 물질대사(物質代謝, Metabolism)와 생장화수장(生長化收藏)의 전체적 생명현상은 궁극적으로 음양조화원리에 의해서 이루어진다. 그러므로 음양조화원리는 동서의학융합과학이 구현해야 할 핵심 원리가 될 수밖에 없다.

정리하자면, 한의학은 우주와 인체의 장(場, Field)이 전자기장임을 일찍부터 알고서 음양조화원리를 중심원리로 삼았다. 그리고 한의학은 음양조화원리를 확장한 패러다임-음양오행론과 오운육기론(운기론 ; 기후론)으로 인체의 생리, 병리, 치료법을 설명하고 천지의 기후를 분석하여 의학에 적용했다. 그래서 한의학은 시종일관 음양론을 체(體)로 삼고 오행론과 오운육기론을 용(用)으로 삼아 의학이론을 전개한다. 지금부터 음양조화원리를 음양조화원리(오운육기론)로 표기한다.

그리고 한의학의 경락(經絡)은 개별인체의 음양정보[운기정보=기후정보=온도(한열 寒熱)와 습도(조습 燥濕)의 편차(성)정보]를 조절하는 인체운기(기후) 조율 시스템이다.

반면 서양의학은 보편적인 자연섭리인 음양조화원리(오운육기론)를 의학이론에 적용시키지 않는다. 그런데 서양의학에서 수혈(輸血)의 생명안전성을 위한 객관적 기준으로 사용하는 ABO식 혈액형에 바로 그 음양조화원리(오운육기론)의 핵심정보인 음양정보[운기정보=기후정보=온도(한열 寒熱)와 습도(조습 燥濕)의 편차(성)정보]가 내재되어 있는 바, 한의학의 경락(經絡)의 본질과 상통한다.

음양조화원리(오운육기론)는 동서의학융합과학을 위해서 서양의학이 반드시 주목하고 이해해야만 할 패러다임이다. 만약 서양의학이 음양조화원리(오운육기론)를 무시하거나 놓쳐버리면, 동서의학융합과학만 불가능한 것이 아니라 서양의학 자체의 과학화도 영원히 불가능하다. 왜냐하면 음양조화원리(오운육기론)는 과학의 본질인 자연섭리의 정곡이기 때문이다.

　동서의학은 음양조화원리(오운육기론)를 반드시 구현해야 과학성을 띠게 된다. 그리고 과학성을 갖춘 의학이라야 생명안전성과 지속가능성을 보장할 수 있다. 음양조화원리(오운육기론)는 동서의학의 과학성, 생명안전성, 지속가능성의 기본원리다. 세상만사 기본이 핵심이다.

5. 한의학을 공부하는 분들에게

전통 한의학의 정곡은 무엇인가?

운기론(運氣論, 즉 기후론(氣候論)이 전통 한의학의 핵심이다. 한의학의 바이블 『황제내경(黃帝內經)』의 핵심 메시지가 운기론(運氣論), 즉 기후론(氣候論)이다. 그리고 『동의보감(東醫寶鑑)』이 크게 의존한 『의학입문(醫學入門)』은, "의학은 운기[運氣, 기후(氣候)]일 따름"이라고 했다.

전통 한의학의 운기론(運氣論), 즉 기후론(氣候論)은 대우주의 기후가 인체에 미치는 일방적인 영향에 집중한다. 그래서 그 처방은 대우주의 운기[運氣, 기후(氣候)]에 따라서 좌우된다.

그런데 대우주의 운기[運氣, 기후(氣候)]를 판단하는 만세력(萬歲曆)은 과연 정확한가? 이 책의 운기론[運氣論, 기후론(氣候論)-혈액형운기체질론(血液型運氣體質論)은 대우주의 기후가 인체에 미치는 일방적인 영향에 집중하지 않는다.

이 책의 운기론[運氣論, 기후론(氣候論)-혈액형운기체질론(血液型運氣體質論)]은 대우주의 기후에 집중하기보다, 소우주인 개별 인체의 기후가 독립적으로 따로 존재한다는 사실에 더 집중한다. 그리고 인체의 기후는 혈액형에 따라 다르다는 것을 분명히 밝힌다.

이 책의 운기론[運氣論, 기후론(氣候論)-혈액형운기체질론(血液型運氣體質論)]은 혈액형에 내재된 내 몸의 운기[運氣, 기후(氣候)]에 집중한다. 그래서 그 처방은 내 몸의 혈액형에 따라서 좌우된다.

　혈액형에 내재된 내 몸의 운기[運氣, 기후(氣候)], 과연 정확한가? 인체도 정밀하고 이 책의 혈액형별맞춤처방도 정밀하다. 이 책의 혈액형별맞춤처방을 이삼일 실천하면 뱃속이 편안해지기 시작한다. 모든 병의 치유와 개선(증상 완화)은, 인체의 중심인 장부(臟腑)가 있는 뱃속이 편안해지는 데서 시작된다.

　물질대사(物質代謝)를 하는 뱃속은 거짓말을 하지 않는다. 이 책의 처방을 이삼일 실천한 결과 뱃속이 편안해지면, 이 책의 처방을 계속 실천할수록 좋다. 이 책의 처방을 이삼일 실천했는데도 뱃속이 편안해지지 않으면, 혈액형 검사를 다시 해볼 필요가 있다.

동서의학융합과학 아카데미 『숨길』

【과학적 건강사업기술을 교육하는 곳】

하는 일

❶ 다른 방법으로 안 되는 질병의 치유와 개선(증상완화)을 위해,
❷ 잡다한 의학지식은 다 버리고,
❸ 생명을 주재主宰하는 기본원리(음양조화원리=한의학의 기본원리) 하나에 귀의하여,
❹ 그 기본원리를 객관적 기준(혈액형에 내재한 음양정보=서양의학의 기본정보)에 맞추어 구현함으로써,
❺ 질병을 다스리는 방법(동서의학융합과학=혈액형별맞춤침법, 한약요법, 식이요법)을 정립한바,
바로 이것을 교육한다.

* 동서의학융합과학이 만병통치는 아니다. 동서의학융합과학의 목표는, 다른 방법으로 안 되는 질병의 치유와 개선(증상완화)이다.

【과학적 건강사업기술 프로그램】

> 1 혈액형별맞춤침법 (3시간 완성)
>   (사암침법보다 훨씬 쉽고 효과 좋은 과학적 침법)
> 2 혈액형별맞춤한약요법, 식이요법 (3시간완성)
>   (이제마의 사상체질보다 훨씬 쉽고 효과 좋은 과학적 처방)

"세상 공부를 다 하고 의학을 공부하지 않으면 통탄할 날이 반드시 온다."(『의학입문醫學入門』)

의학은 생명과 직통한다. 그러므로 생명 있는 자는 누구나 인생의 기본자산으로 의학을 공부해야 한다.

"학문學問의 길은 날마다 더하는 것이요, 도道의 길은 날마다 빼는 것이다."(『노자老子』)
도道를 깨치면 "집밖을 나가지 않고도 천하를 안다."(『노자老子』)

도道는 곧 기본이다. 기본이 본질이고 핵심이다. 세상만사 잡다한 것을 빼면 기본만 남는다. 기본은 간명하다. 생명에서 잡다한 것을 빼면, 생명을 주재하는 보편적 원리, 즉 음양조화(암컷과 수컷의 조화, 물과 불의 조화)라고 하는 기본원리 하나만 본질(핵심)로 간명하게 남는다. 생명과 직통하는 의학도 잡다한 지식을 다 털어내면 본질(핵심)로 남는 것은 음양조화원리 하나일 수밖에 없다.

동서의학이 생명을 주재하는 기본원리(음양조화원리) 하나에 귀의하고 그것을 객관적 기준(혈액형에 내재한 음양정보)에 맞추어 구현하여 만병을 다스리는 방법(패러다임, 시스템, 처방)을 간명하게 도출하면 의학의 道(동서의학융합과학)가 된다.

한의학의 기본원리(음양조화원리)와 서양의학의 기본정보(혈액형에 내재한 음양정보)는 인체를 통해 상통相通한다. 그래서 동서의학융합과학이 가능하다.

동서의학융합과학(혈액형별맞춤의학)은 거창한 것이 아니다. 지금까지의 '병명중심의학'을 더 이상 고집하지 말고, 혈액형에 따라 생명을 주재하는 중심원리(음양조화원리)를 구현하여 '병명+혈액형중심의학'을 하자는 것이다. 이렇게 하면 동서의학의 낮은 치료효율과 가종 심각한 부작용을 초래하는 비과학성非科學性을 근본적으로 해결할 수 있다. 본원은 바로 이것을 교육한다. 누구나 공부하면 '과학적 의학의 도道'가 터져 집밖을 나가지 않고도 천하를 알 수 있다.

원장 - 박기수 (한의학박사)

저서 - 『영혼이 있는 동서의학융합과학』 등
예약전화 010-2256-6603 (모든 강의는 예약제)
본원 - 상주시 공성면 평천2길 28-9 (남상주 IC 10분)